24時間医学で考える
脳神経内科

～患者の1日を通して診る～

河合　真
スタンフォード大学 精神医学科 睡眠医学部門
著

原田陽平
デューク大学　神経内科

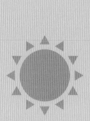

中外医学社

序 文
〜睡眠と覚醒を評価しないですむ診療科はない〜

　この本を評して「脳神経内科の皮を被った睡眠医学の本」と言った方がいる．まさに正鵠を射ている．しかし，これがなぜ当たっているのかは少し説明が必要だろう．なぜなら，この言葉を理解するには睡眠医学の持つ医学の一部門としての特殊な立ち位置を理解しなければならないからだ．

　ちなみに私は米国の睡眠医学専門医資格を持って睡眠医学診療に従事している．元々は脳神経内科の専門医として働いていたのだが，睡眠医学に惚れ込んでトレーニングを受け直した．そんな睡眠医学に惚れ込んでいる私だが，睡眠医学を専門にしている上で少し困ったことがある．私が知り合いに「睡眠医学を専門にしています」と言うと医療関係者でも時々微妙な表情になられることがあるのだ．彼らにしてみたら「ほー，忙しそうですね」とも言えないし，「ほー，エリートじゃないですか？」とも言えなくて困るのだろう．ど直球に「なんですか，それは？」「そんな科があるのですか？」ともよく聞かれる．そして，「まあ，睡眠時無呼吸症候群とか不眠症の患者さんを診ています」と言うと「ああ，なるほどね」と，ようやく腑に落ちた表情をしてもらえる．睡眠の医学なのだからきっと「睡眠の病気や問題を扱う科」なのだろうというわけだ．しかしながら，この紹介は睡眠医学を手っ取り早く知らない人たちに説明するためだけが目的であって，睡眠医学の本質ではない．

　睡眠医学の本質とは「睡眠と覚醒はお互いに影響しあっている」ということだ．睡眠医学は「睡眠と覚醒の両方を診る（唯一の）科」なのである．と，ここまで書いてきて「睡眠と覚醒の両方を診る（唯一の）科が睡眠医学科」だなんて言ってしまっていいのかと思わないだろうか？

　何しろすべての診療科の患者は眠り，そして覚醒して活動するのだから睡眠医学科以外が睡眠を診ないでいいはずがない．そして，ちょっと考えてもわかるが，睡眠医学科がすべての診療科の睡眠時と覚醒時における現象を一手に引き受けるのはいろんな意味で不可能だ．

　今までの議論を整理してみよう．
　1）睡眠医学は睡眠と覚醒を考える医学である．（これは新しい知識？）
　2）すべての診療科の患者は眠り，覚醒する．（当たり前）
　3）睡眠医学科だけではすべての患者の睡眠と覚醒を引き受けられない．（これも当たり前）

ここから導かれる結論は，「すべての医療従事者は人間を相手にするかぎり睡眠医学から逃れることはできない→どの診療科であっても睡眠医学を勉強するしかない」ということだ．

　そんな中で，この24時間の評価の必要性を説いた最初の本が脳神経内科であったことには理由がある．まず，「私が脳神経内科も専門にしているから」である．そして，「睡眠の中枢である脳を扱うので睡眠と覚醒の変化による影響を受けやすい疾患が多い」からだ．こんな睡眠と覚醒に関係の深い脳神経内科の教科書で睡眠医学の要素がなかったら不完全だと思うのだが，案外無視されて書かれていることも多い．そこは私にとって大きなフラストレーションであった．だからこそ，この本ではあえて睡眠医学をメインのテーマに据えて脳神経疾患を解説した．よって，この本は「脳神経内科の皮を被った睡眠医学の本」と言えるのだ．

　さらに，偶然共著者である新進気鋭の脳神経内科医である原田陽平先生と知り合う機会があり，彼の若く柔軟な頭脳でこの難解な切り口の企画に乗ってもらえたことで格段に良いものになった．

　そして，当然の論理の帰結ながら24時間の評価の必要性は他の診療科であっても全く変わらず重要である．賢明な読者諸氏はお気づきかもしれない．そう，私は是非ともこの24時間医学をシリーズ化したいのである．すべての科を網羅したとき，私の「どの科の患者も眠り覚醒するのだからどの医療従事者も睡眠医学を学ばねばならない」という野望が少し達成されることになる．そのためには，この本を手に取り，購入するだけでなく，知り合いやご友人に勧めていただきたい．そして我こそは共著者に！と名乗り出ていただければ幸いである．

　この24時間医学を通じて睡眠医学を知っていただき，睡眠医学と聞いて今後皆さんの反応が「ん？なんだ？そのどマイナー科は？食っていけるのか？」ではなく，「ああ，そうね．私の患者も眠って覚醒するから（睡眠医学を専門にする気はないけど）勉強しないとね」という反応になってくれる未来がくるように日々活動していくつもりだ．もしよければ私のTwitterのアカウント @earlyquarry をフォローして情報交換していただければ幸いである．

　執筆の際に日本の事情とあまりに乖離してはならないと思い，関西電力病院睡眠関連疾患センター長の立花直子先生には原稿のチェックをしていただいた．ご多忙にもかかわらず快く引き受けていただいた．実は前述の「脳神経内科の皮を被った睡眠医学の本」と評していたのも彼女である．いつもながらの慧眼に恐れ入る．貴重なフィードバックをいただいた．ここに謝意を表したい．それでも，

私の理想論がそこかしこに残っており，日本の現状とそぐわないことが多いと思う．これはあくまでも私が責任を負うものである．

　最後になったが，この少々無謀とも言える企画に興味を持ち，支えていただいた中外医学社企画部の桂 彰吾様と，実際に世に出す気の遠くなる編集作業をしていただいた編集部の桑山亜也様に謝意を表したい．

　　　2022 年 4 月

河合　真

目 次

Column

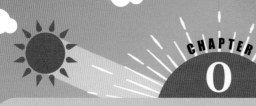

24 時間医学の概念を取り入れるべし

　24 時間医学という聞きなれない言葉をみて好奇心に駆られてこの本を手にしたあなたに問いたい.

　「あなたは人体をどのようにしてとらえていますか?」

　「人体のとらえ方」と聞けばおそらく多くの人は 図1 のようなイメージを思い浮かべるのではないだろうか.

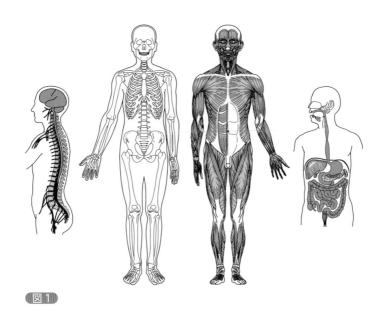

図1

　人体にはさまざまな臓器があり,それらを解剖学的もしくは生理機能的に神経系,循環器系,消化器系,内分泌系などというシステムに分けていく方法は一般的だし,多くの場合理にかなっている.さらにシステムではなく脳,心臓,肝臓,腎臓といった臓器別に細かくとらえる考え方もある.医学において,このような分類は「疾患をどのようにして理解すれば最も効率よく診断や治療につなが

るか？」ということを念頭に，試行錯誤を繰り返して現在の形になっている．一般の人々も病院に行くとこのようなシステムや臓器別の分類で診療科が分けられているのを目撃するし，そのシステムに沿って診療を受けることになる．これらの分類はシステムや臓器の人体における3次元の局在に依存した分類とも言える．しかしながら，このような3次元の局在では対処が難しい病態や患者も存在している．そして，それらに対応する診療科もある．たとえば小児科や老年科などの科はシステムでも臓器でもない分類で人体をとらえている．

小児科では成長と発達，老年科では老化という「時間軸」が加わってくる．小児科の中にも小児循環器科，小児神経内科などという3次元の要素も加わるので，4次元的に人体をとらえていると言える．

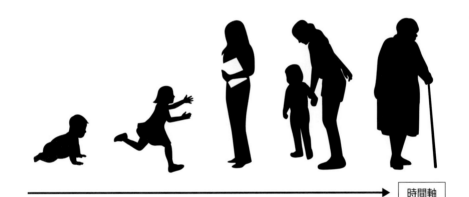

時間軸

図2

　このような時間軸を意識することは，「長く患者と付き合う」科では重要な概念である．

　で，ここで読者諸氏に問いたい．これらの分類でおおよそ人体における問題を余すところなく網羅できていると言えるだろうか？

　もちろん，これらの分類でも網羅しきれない問題があるので感染症科，総合診療科，一般内科，救急治療科などがあるのだが，この本ではさらにこの「時間軸というものをもう少し細かくみていけばどうか？」と提案したい．

　たとえば，どの科においても昼間の眠気や倦怠感を患者が訴えることは多い．「昼間はしゃきっと覚醒している」というのが正常な状態とするならば，昼間の眠気があって通常の活動ができないなんてことになるとなんとかしなければなら

ない．ここで前述のシステム別や臓器別分類を用いようとしても，「うーん，眠気を感じるのは脳だから脳の問題かな？」くらいにしか選択肢を狭めることができない．そして，成長，発達，老化の時間軸 図2 では単位が長すぎて（多くの場合は年単位の変化なので）どうにも役に立たないのだ．

　さて，ここからが本題なのだが，<u>本来このような問題ではこの患者の 24 時間の生活がどうなっているのかを考えることが必要だ</u>．

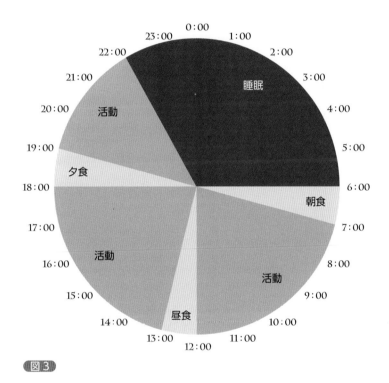

図3

　このように 24 時間の生活（これを概日リズムと呼ぶ）のなかでどのような行動をするのか？　もしくはしないのか？　ということを調べねばならない．図3 は一般的な成人の行動と考えられる日常を描いてみた．もちろん，世界最短の睡眠時間である日本人ではこのグラフからズレている人も多いだろうと思うが，一般的に正常と考えられているモデルである．では，日中の眠気を訴える人の生活が 図4 のようであったらどうだろう．

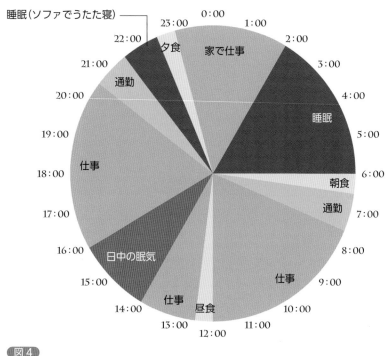

図4

　まず，図4 をパッと見て何に気づくだろうか？　まず，夜間の睡眠時間が4時間なのでどう考えても短い．さらに働きすぎであることは明白だ．午前7時30分から午後8時30分まで仕事をしているので家での仕事を足さなくても1日の労働時間が13時間になっている．これは週休2日であったとしても月に100時間の超過勤務になり過労死ラインの月80時間を超える．そして，訴えにもなっている午後からの眠気をどう考えるだろうか？　ここには二つの要素がある．まず，上記の状況から明らかに睡眠不足の影響がある．そして，二つ目は概日リズムの影響である．図5 のように午後2〜4時には覚醒のシグナルが少し弱まり生理的に眠気が生じやすくなる．

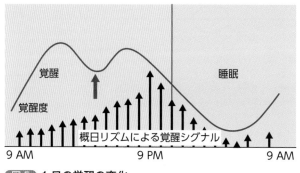

図5 1 日の覚醒の変化

　しかしながら，どちらの影響が大きいかと言われれば睡眠不足の影響が大きいことは自明である．さて，ここで言いたいことは，この日中の眠気に関する情報をいくら掘り下げて調べても，その眠気を感じている時間帯には原因がないのだ．原因は眠気を感じている時間帯とはまったく別の夜間の睡眠にある．これは24 時間の生活を評価すると一目瞭然である．こうやって解説してみると「なんだ，そんなことか！」と思うかもしれないが，実は日常臨床でこのような情報はかなり能動的に取りにいかないと得ることができない．「そんなことを言っても24 時間の行動を記録なんて……」と言うかもしれないが，臨床には睡眠・覚醒と行動の記録票（Sleep-wake log）（参照: http://www.ismsj.org/wp-content/uploads/ismsj/5/sleep-wake%20log%20revised.pdf）というものを活用すればこの情報を得ることができる．そして，ぜひともこれを活用していただきたい．記入例も公開されている（参照: http://www.ismsj.org/wp-content/uploads/ismsj/5/sleep-wake%20log%20kinyurei.pdf）．
　さて，この 24 時間の概念が便利かつ重要であることがわかってもらったところで，この概念を今までの時間軸に加えてもらいたい **図6** ．

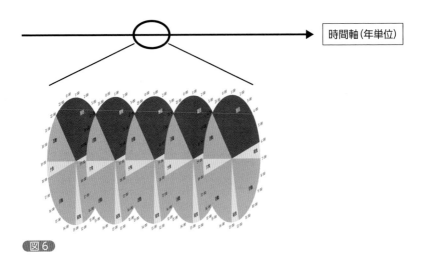

図6

そしてこれらの24時間の円グラフは実は 図7 の螺旋のように連続性を持っ
てつながっている.

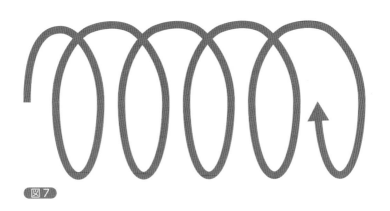

図7

合わせると 図8 のようになる.
　これを意識すると,さまざまな疾患に時間帯,睡眠時,覚醒時に応じて出るよ
うな症状を認識できる.そしてそれらの症状の原因が別の時間帯の活動や疾患に
あったりすることは,この「螺旋を描く24時間の生活」を意識すれば当たり前
のことだ.

JCOPY 498-32888

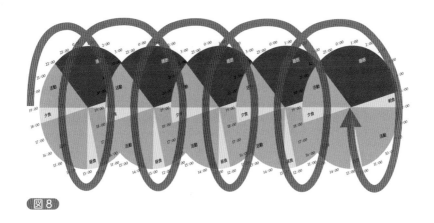

　上記の「日中の眠気」という症状は「夜間の睡眠不足」に原因があると考えられたがその逆もある．たとえば「眠れない」という不眠症の症状が夜間の時間帯に生じているとする．多くの場合，その夜間の時間帯に睡眠薬を処方するなどして介入しようとするのだが，原因は昼間の時間帯の活動低下や昼寝などにあったりする．

　このように 24 時間の生活の情報は，本書で語るような脳神経内科疾患においては非常に重要な意味を持つ．問題のなかには特異的なものもコモンなものも存在する．

　普段の 3 次元的な人体のとらえ方に 24 時間繰り返す螺旋の時間軸を加えて 24 時間医学として考えてほしいのだ．

　本書では脳神経内科における 24 時間医学で考えれば「わかりやすい」「介入できるかもしれない」ポイントを疾患毎に解説した．各章に考えなければならない症状と原因を 24 時間の円グラフで掲載したので，各々の疾患を診療するときにこのような概念を使えばなんとかなるかもしれないと思いつつ診療してほしい．もちろん，保険システム，地域による格差，病院毎の違いでできることとできないことはある．そこはあくまでも原則論を語ることを第一にしていると考えていただき，ご容赦願いたい．

（河合　真）

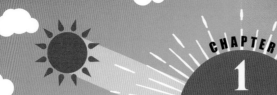

24 時間医学で考える脳血管障害

脳血管障害患者の1日の例

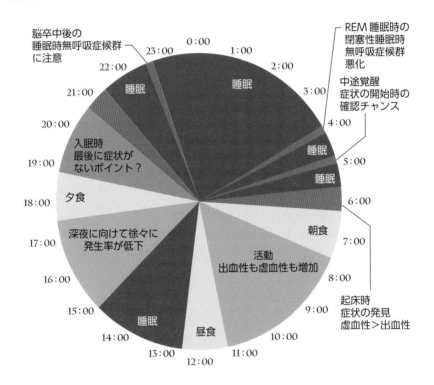

24時間医学の原則

❶ 睡眠中に生じる脳血管障害の発生時間は最後に正常だった時点.

❷ 睡眠時無呼吸症候群はいろんな意味で放置してはいけない.

患者（70 歳男性）:「朝, 目が覚めたら（午前 7 時）右半身が動きません. 昨日就寝したとき（午後 11 時）はなんともありませんでした.」

【あなたの選択肢】（午前 7 時 30 分）
① 発症時刻は起床時だと考えて虚血性なら t-PA 療法の適応かも！ と考える.
② 虚血性の可能性が高いが, t-PA 療法の適応じゃないと考える.
③ 出血性の可能性が高いと考える.
④ もっと詳しく病歴を掘り下げて聞いてみる.

24 時間医学のための基礎知識 その 1
脳卒中発生時間帯の疫学データから脳血管障害の病因を推測する.

　急性発症で明らかに脳血管障害を疑う場面だが,「虚血性か出血性か？」そして「t-PA 療法の適応になるかどうか」の事前確率をどう考えるかによって脳血管障害の対処のスピードが変わってくる. 急性期の脳血管障害においてまず考えないといけないことは何よりも t-PA 療法の適応だ. "Time is brain"（時は脳なり）という標語で呼ばれるほど時間との戦いになる. すなわち, t-PA 療法は発症から投与開始までの時間が短ければ短いほど効果が高く, 出血の副作用が少ない[1].「発症から 4.5 時間以内（以前は 3 時間だったが最近延長された）」という縛りがあるので,「発症から 4.5 時間以内」なら人員を投入し, 検査を最優先にして治療を開始するまで全力疾走する必要がある. そして, この発症時間の定義は患者の記憶に依存している. 睡眠中に発症した虚血性脳血管障害の発症時間は「睡眠中は記憶がない」ので「最後に無症状だったとき」に定義されている. 上記の場合は昨日就寝した午後 11 時が発症時間とみなされる. 実際の発症時間は就寝と起床の間なのだが睡眠中に神経症状をモニターする方法がなく, 発症からの時間経過が長くなると出血の危険性が増え, 効果が減る治療法である以上, 安

全性を優先して発症時間を「最後に無症状だったとき」に設定されている.

24 時間医学のための基礎知識 その❷
加齢により中途覚醒が増える.

　では,この場合これで諦めてよいものだろうか? 70歳の男性ということをよく考えてほしい.加齢による睡眠への影響のうち最も首尾一貫して頻度の高いものに「中途覚醒の増加」がある 図1 .この場合も中途覚醒の有無の情報がわからないうちは「まだもっと掘り下げて聞く!」の態度を貫かねばならない.救急搬送されている途中は救急隊に聞いてもらってもいいし,もう病院に到着しているなら直接聞いてもいい.「途中目が覚めませんでしたか?」この一つの質問がt-PA療法の適応を大きく左右する.

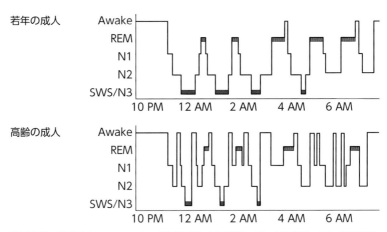

SWS/N3: SWS(slow wave sleep)徐波睡眠, N3睡眠, N1: N1睡眠, N2: N2睡眠, REM: REM睡眠, Awake: 覚醒

図1 加齢による睡眠の変化

高齢になると中途覚醒が増え,深睡眠であるN3が減少する.
(Scullin MK, et al. Perspect Psychol Sci. 2015; 10: 97-137 [2]) より改変)

　この場合「そういえば午前5時くらいに一度トイレに行きましたが,そのときはなんともありませんでした」と患者が言った.
　この一言で発症時間が昨晩の午後11時から午前5時になる.発症から2時間

半なら t–PA 療法の適応がまだある．そして，投与の適応を決めるために必要な検査を済ませるのに許された時間は 2 時間だが，来院から 1 時間以内にすべての評価を終えて治療を開始することが望まれる．そして，こういう緊急事態における時間は文字通りあっという間に過ぎる．まごまごと指示を迷っているとチーム全体の士気にかかわる．そして，このとき指示を出すべき立場の医師の予測の正確さ，すなわち「事前確率」の正確さがチーム全体の動きの速度を決める．そして，この正確さは知識の量に依存する．患者の診療にあたる際に脳血管障害の「危険因子」を予め知っておきたいのはこのためではある．たとえば，急性発症の片麻痺も「30 歳の基礎疾患のない女性」なのか「70 歳の高血圧，糖尿病のある男性」なのかで脳血管障害の事前確率は変わってくる．そして，本書の読者にはそこに 24 時間医学の感覚も追加してほしい．図2 をみてほしい．概日リズムの影響がないと仮定した基準（100%）に比較して，それぞれの時刻による発生率をパーセントで表している．まずは B の虚血性脳血管障害（脳梗塞と一過性脳虚血発作を含む）に注目してほしい．真夜中は少ないのだが，明け方にかけ

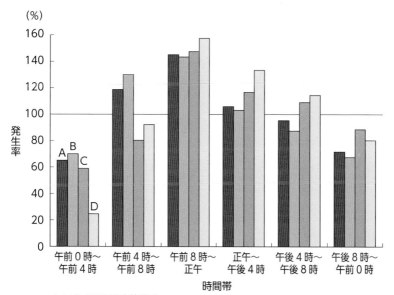

A：すべての脳血管障害
B：虚血性脳血管障害（脳梗塞と一過性脳虚血発作を含む）
C：脳出血
D：一過性脳虚血発作

図2 脳血管障害の時間帯毎の発生率

（Elliott WJ. Stroke. 1998; 29: 992-6 [3] より改変）

て虚血性脳血管障害が増加していることがわかる．ここでよく「眠っているうちに発症して，目が覚めて気がついているから明け方が多いようにみえているのではないか？」と批判があるのだが，それだけではなさそうだ．覚醒していると思われる正午から午後4時，午後4時から午後8時に比較しても有意に多い．さらに，Cの脳出血は明らかに睡眠中に少なく，覚醒して活動している午前8時から午後8時までの発生率が相対的に高くなる．脳出血に関しては覚醒時の活動に比例して血圧が上昇することとの相関が容易に予想される．

24時間医学のための基礎知識 その3
REM睡眠とOSASのコンボはリスク．

　では，明け方の虚血性脳血管障害の増加をどう説明すればよいだろうか？　その要因の一つにREM睡眠があると考えられている．一般に知られているようにREM睡眠はおよそ90分周期で生じる．しかし，それだけではこの明け方の問題との相関を議論できない．REM睡眠は概日リズムに依存しているので，明け方に向けて頻度が増えて，時間が延びていく特性がある　図1 ．

　では，脳血管障害と関連する説明としては何があるだろうか？　REM睡眠の特性としては名前の由来である急速眼球運動（rapid eye movement: REM），夢をみること，脳波上は低振幅混合脳波への移行などが知られているが，ここで注目すべきは二つである．一つ目は筋緊張の低下（atonia）が生理的に起きることである．これはREM睡眠で記憶のメンテナンス（必要な記憶は残し，いらないものを削除）していることと関連がある．この過程で夢をみると考えられているのだが，運動神経を抑制することで「夢の通りに実際に動いて怪我をすること」を防いでいる．さらにREM睡眠のリスクには「自律神経の制御が不安定になる」ことを知っておく必要がある．意識がなくなる睡眠においては生命維持のすべてを自律神経に委ねなければならないのだからその特性を知っておかねばならない．まず，自律神経には交感神経と副交感神経の2種類がある．「交感神経とは戦うか，逃げるか？（fight or flight？）」で「副交感神経とは休息と回復（rest and restore）」のためと教えられると思うし概ね正しい．その原則に従えば，当然睡眠は休息と回復のためのものだから副交感神経優位であることは容易に想像がつく．しかし，これは正確に言うと「Non-REM睡眠では副交感神経優位」だと言わねばならない．実際にその結果Non-REM睡眠では心拍数と血圧は低下

JCOPY 498-32888

する．では，REM 睡眠ではどうなるか？「REM 睡眠は交感神経優位になったり副交感神経優位になったりする」のだ．詳しく説明すると急速眼球運動（REM）がある phasic REM と呼ばれる部分では交感神経優位になり，急速眼球運動がない tonic REM で副交感神経優位になる．その結果，REM 睡眠中は生理的に心拍数と血圧が目まぐるしく変化する．

脳血管障害と極めて強い関連性が認められている発作性の心房細動（paroxysmal atrial fibrillation: PAF）の発生に関する研究では PAF と発生時間との関連が報告されている．これは，前述の REM 睡眠による閉塞性睡眠時無呼吸症候群（obstructive sleep apnea syndrome: OSAS）の悪化 図3 と自律神経の不安定さがどうやら PAF の生じやすさと関連しているらしい．PAF の発生頻度も 1 日の時間帯によって変わることはクリニックに電話がかかってきた PAF の連絡の時間帯の研究報告 図4 [4]や日本でのホルター心電図による観察の報告 図5 [5]がある．一昔前は心房細動の患者がいても「いびき」など OSAS を疑わせる症状がないと睡眠医学科に紹介されてこなかったのだが，最近の米国では OSAS と心房細動の関連性の研究結果が循環器科で常識のレベルに達してきて「心房細動ならとりあえず睡眠医学科で OSAS の検査をしてほしい」と紹介されてくる患者が増えてきた．OSAS を除外するスクリーニング検査というのは簡単なようで

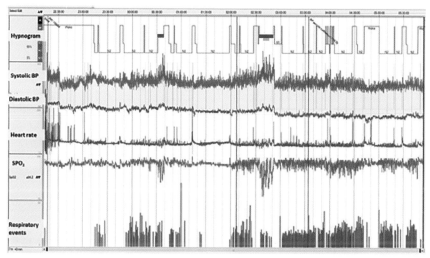

図3　REM 睡眠時に悪化する閉塞性睡眠時無呼吸症候群と血圧の関係

一番上のヒプノグラムでの赤線で示されている REM 睡眠に一致した血圧上昇（systolic BP）と，酸素飽和度低下（SpO_2）に注目．このようなパターンの睡眠検査は決して稀ではない．
(Almeneessier AS, et al. Sci Rep. 2020; 10: 1-10 [6]より許諾を得て転載)

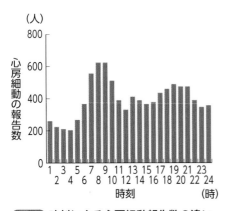

(人)

心房細動の報告数

図4 時刻による心房細動報告数の違い
(Viskin S, et al. Eur Heart J. 1999; 20: 1429-34 [4]) より改変)

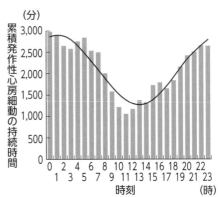

(分)

累積発作性心房細動の持続時間

図5 ホルター心電図で記録された時刻による心房細動の持続時間の変化
(Yamashita T, et al. Circulation. 1997; 96: 1537-41 [5]) より改変)

なかなか難しい．なにしろ眠っている最中にだけ症状が生じる疾患なので日中の症状や検査では完全に除外できるだけの十分な情報が得られないのだ．ただし，OSAS の治療は持続陽圧治療器（continuous positive airway pressure: CPAP）もしくは口腔内装具を用いる非薬物療法なので他の薬剤との相互作用や，致命的な副作用がほぼないことと，「脳梗塞」という致命的な疾患がアウトカムであることを考えると「睡眠医学科へのコンサルト」というのも受け入れ体制次第では選択肢の一つとして考えてほしい．

日常臨床での問題2 ? 病棟看護師：「さっき脳梗塞で入院になった患者さん（70歳男性）が変な呼吸をしています．」

【あなたの選択肢】
① 「とりあえず様子をみてください」
② 「検査しましょう」
③ 「治療しましょう」

JCOPY 498-32888

24 時間医学のための基礎知識 その4
脳血管障害後は CSAS もあり得るが，とりあえず OSAS に注意．

　睡眠時無呼吸症候群には閉塞性睡眠時無呼吸症候群（obstructive sleep apnea syndrome: OSAS）と中枢性睡眠時無呼吸症候群（central sleep apnea syndrome: CSAS）の2種類が存在する．そして，脳血管障害後には睡眠時無呼吸症候群は非常に発生頻度が高い．メタアナリシスでは軽症から重症まで含む基準の無呼吸低呼吸指数（apnea hypopnea index: AHI）が5以上で患者の71%，AHIが30以上の重症で患者の30%に認められる[7]．脳血管障害は中枢神経の問題なのでCSASがある一定程度起きるかと思いきや，この疫学データではほとんどがOSASであった．これは「上気道の物理的な閉塞」という病因を考えれば明らかだが，脳幹部分に脳血管障害が生じると球麻痺（口腔，舌，咽頭などのコントロールをしている運動神経が麻痺すること）が生じOSASの頻度が高くなることが報告されている[8]．脳血管障害の急性期で「嚥下障害」があるとOSASの重症度と関連があることも報告されている[9]．さらに興味深いことに嚥下障害があると急性期から慢性期に移行するに従ってOSASが改善することと関連があることも報告されている[9]．普段OSASを治療している側から言えば「OSASが経過で改善する」のは余程の体重減少をした場合くらいにしか経験しないので失念しがちだが，脳血管障害の急性期に認められるOSASは，急性期の症状が回復するに従って回復することがある．急性期で評価しただけでは診療は完結しない．必ず，慢性期に再度評価する必要がある．すなわち，脳神経の麻痺に伴って新たに生じたのか，慢性に罹患していたが入院をきっかけに発見されたのかという2通りの可能性があるのだが，これを区別するには検査を2回以上するしか方法がないし，すべきだと考える．

　「えー，でも脳血管障害後にOSASを治療しなければならないなんて聞いたことない」という人もいるだろう．実は小規模な研究ではCPAPの利益は出るのだが，大規模多施設研究，メタアナリシスでは脳血管障害後のCPAPの利益は証明されていない 図6 [10]．

　さて，脳血管障害後にはさらに複雑なことが生じる．それは少数だがCSASが生じることがあるのだ．中枢性と名付けられているが必ずしも中枢神経性ではないことを重々承知してもらった上で議論を進めたいのだが，脳血管障害後は本

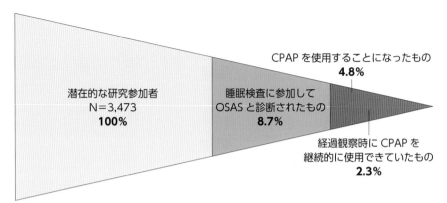

図6 研究であっても睡眠検査をして CPAP 治療にたどり着く患者は少数．さまざまな障壁がある

(Tomfohr LM, et al. Stroke. 2012; 43: 3118-23 [10]) より改変)

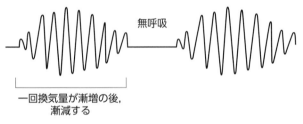

無呼吸

一回換気量が漸増の後，
漸減する

図7 Cheyne-Stokes 呼吸

当に中枢神経性の CSAS が起きることがある．呼吸中枢を含むループが脳血管障害によって機能低下するのだ．ここで言う呼吸中枢は脳幹（特に橋）にあると言われているが，それは単に「中枢」であって呼吸は脳のその他の部位ともループを形成しているので，それ以外の部位が障害されると部位によって異常な呼吸が生じる．神経内科ではこの呼吸パターンから局在診断を考えるのだが，睡眠医学を含む 24 時間医学では治療方法も考慮していく．以下に示したのは有名な Cheyne-Stokes 呼吸（CSR）だ **図7** ．CSR は「広範囲に皮質を含む脳卒中」と「左心不全」に関連があると報告されている [11]．睡眠医学では心不全によって生じる CSR が有名であるが，脳卒中後にも遭遇する．呼吸のフィードバックループの機能低下で，adaptive servo-ventilation（ASV）という無呼吸の期間を自動的に埋める機能を持つ陽圧呼吸器，もしくは人工呼吸器のモードを使って対応できる．悩ましいのはこれを治療することによる予後の改善がなかなかはっ

きりと出ていないことだ．小規模の単一施設での後ろ向き研究では ASV によっ
て AHI の改善は認めている [12] がそこから生命や機能予後改善のデータはまだ報
告されていない．現時点では CSR に遭遇すればとりあえず心機能の評価は行う
べきだろうと考える．

　先に大規模研究では CPAP の長期予後の改善がなかなか報告されていないと
述べたが，それの原因の一つと考えられるのが，コンプライアンス（1 日の使用
時間）の問題だ．CPAP は睡眠時無呼吸症候群の最も効果的な治療法なのだが，
マスクや空気の流入による不快感を訴えて十分な時間使用できないことがある．
それは脳血管障害で顕著だ．特に利き手が麻痺になった場合は一人でマスクの着
脱が困難になる．マスクの着脱を一人でできないというのは CPAP の使用を難
しくする．確かに何かを顔につけるのだが，苦しくなっても自分で外せないとい
うのは恐怖である．もちろんマスクの種類によって着脱可能だし，トレーニング
が必要なのだが，麻痺のない患者の外来での CPAP 導入とはレベルの違うケア
が必要になる．医師が以上のことを理解した上で，医療従事者でうまく分担して
指導しなければならない．

　先述のような脳卒中後に睡眠時無呼吸症候群がみつかった場合は，① まず，
OSAS なのか CSAS（CSR も含む）なのかを見極める → ② OSAS なら CPAP に
よる治療を試みる → ③ CSAS はとりあえず心機能評価してから ASV などの治
療を考慮する，ということが現在言えることかと思われる．

章末ポイント ▶▶▶ ここが24時間医学

- ▶ 睡眠の生理とデータを知ることで睡眠中に発生する脳血管障害の事前確率
  の推定に生かす．
- ▶ 高齢者の中途覚醒は多い．発生時間特定のときに必ず聞く．
- ▶ 睡眠時無呼吸症候群は治療対象だが，脳血管障害をきっかけにみつかった
  睡眠時無呼吸症候群は症状が安定してからもう一度検査をすべき．
- ▶ 睡眠時無呼吸症候群に対する CPAP 治療を成功させるにはよいチームに
  よるアプローチが必要．

● 参考文献

1) 日本脳卒中学会 脳卒中医療向上・社会保険委員会 静注血栓溶解療法指針改訂部会. 静注血栓溶解（rt-PA）療法 適正治療指針 第3版. 脳卒中. 2019; 41: 205-46.
2) Scullin MK, Bliwise DL. Sleep, cognition, and normal aging: integrating a half century of multidisciplinary research. Perspect Psychol Sci. 2015; 10: 97-137.
3) Elliott WJ. Circadian variation in the timing of stroke onset: a meta-analysis. Stroke. 1998; 29: 992-6.
4) Viskin S, Golovner M, Malov N, et al. Circadian variation of symptomatic paroxysmal atrial fibrillation. Data from almost 10000 episodes. Eur Heart J. 1999; 20: 1429-34.
5) Yamashita T, Murakawa Y, Sezaki K, et al. Circadian variation of paroxysmal atrial fibrillation. Circulation. 1997; 96: 1537-41.
6) Almeneessier AS, Alshahrani M, Aleissi S, et al. Comparison between blood pressure during obstructive respiratory events in ReM and nReM sleep using pulse transit time. Sci Rep. 2020; 10: 1-10.
7) Seiler A, Camilo M, Korostovtseva L, et al. Prevalence of sleep-disordered breathing after stroke and TIA: a meta-analysis. Neurology. 2019; 92: e648-54.
8) Brown DL, McDermott M, Mowla A, et al. Brainstem infarction and sleep-disordered breathing in the BASIC sleep apnea study. Sleep Med. 2014; 15: 887-91.
9) Martínez-García MA, Galiano-Blancart R, Soler-Cataluña J-J, et al. Improvement in nocturnal disordered breathing after first-ever ischemic stroke: role of dysphagia. Chest. 2006; 129: 238-45.
10) Tomfohr LM, Hemmen T, Natarajan L, et al. Continuous positive airway pressure for treatment of obstructive sleep apnea in stroke survivors: what do we really know? Stroke. 2012; 43: 3118-23.
11) Siccoli MM, Valko PO, Hermann DM, et al. Central periodic breathing during sleep in 74 patients with acute ischemic stroke-neurogenic and cardiogenic factors. J Neurol. 2008; 255: 1687-92.
12) Brill AK, Rösti R, Hefti JP, et al. Adaptive servo-ventilation as treatment of persistent central sleep apnea in post-acute ischemic stroke patients. Sleep Med. 2014; 15: 1309-13.

（河合　真）

JCOPY 498-32888

患者だけの 24 時間医学ではない.
医療従事者の側も 24 時間医学で考えろ.

　上述したように虚血性脳血管障害が明け方に起こりやすいという情報をどのように考えるか？ である. すなわち「うちの病院は脳血管障害みますよ. 送ってください」というにはそれなりの体制を整えないといけないことを意味する. よく熱心な医者で「どんなに遅くてもすぐに携帯に連絡してください!!」などという医者がいるが,「どんなに未明, 早朝でも連絡してください」というのはなかなか厳しい. 想像してほしいのだが, 当直で「遅くまで起きている」のは結構頑張れるのだが,「一旦眠ってから叩き起こされる」のは難しい.「チームの士気を乱さず機嫌よく対応すること」「覚醒後すぐに必要な判断をして指示を出すモードに入ること」が難しいのだ. そう, ヒトが虚血性脳血管障害を起こしやすい明け方に対応するためには, 医療従事者がそれ以外の時間できちんと休息が取れるような体制にしないと長続きできない.「うちは脳卒中みますよ！」は結構なのだが, もしも体制を管理する立場にあるならば「明け方の救急対応の難しさの本質」を知らねばならない. だからこそ専門分野の疾患によって発生しやすい時間帯と即応体制をどのように整えるかという 24 時間医学の知識が必要なのだ.

24時間医学で考える筋強直性ジストロフィー

筋強直性ジストロフィー患者の1日の例

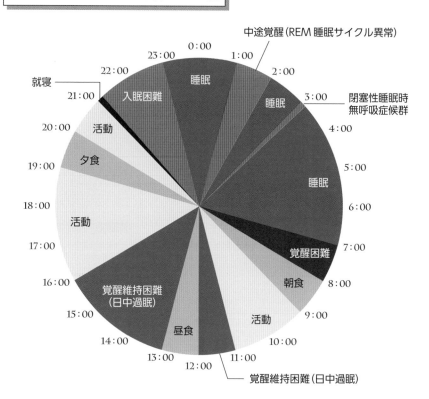

中途覚醒（REM睡眠サイクル異常）

閉塞性睡眠時
無呼吸症候群

就寝

入眠困難

活動

夕食

活動

覚醒維持困難
（日中過眠）

昼食

睡眠

睡眠

睡眠

覚醒困難

朝食

活動

覚醒維持困難（日中過眠）

0:00
1:00
2:00
3:00
4:00
5:00
6:00
7:00
8:00
9:00
10:00
11:00
12:00
13:00
14:00
15:00
16:00
17:00
18:00
19:00
20:00
21:00
22:00
23:00

24時間医学の原則

❶ 日中の症状についても，病歴を夜間の様子も含めて聴取すべし．

❷ 昼間の眠気は，網羅的な全身検索が必要になる．

あなたが診察をしていると，筋強直性ジストロフィーの患者さんがうつらうつらと，とても眠たそうにしています．

【あなたの選択肢】
① 自分の話がわかりにくかったかと反省．
② 睡眠検査を行う．
③ モダフィニルの処方を行う．

24 時間医学のための基礎知識 その1
日中の眠気，疲れこそ筋強直性ジストロフィーの最大の問題である．

　筋強直性ジストロフィーとは，筋強直現象（ミオトニア）がみられる筋疾患として記憶している読者が多いだろう．ミオトニアとは筋収縮後の筋弛緩の遅れがみられる現象で，把握性ミオトニアや叩打性ミオトニアなどが知られている．ただし，この疾患は筋症状だけでなく，全身性の疾患であることを知ってもらいたい．ここで述べる睡眠異常に加えて，高次脳機能低下，白内障，心伝導障害，耐糖能異常，消化管機能異常，性腺機能低下など多彩な症状を呈する．その背景には，遺伝子コドンの異常リピートによって生じた，スプライシングの異常による全身性の RNA toxicity が寄与していると考えられている．遺伝子異常のタイプにより，1 型（CTG リピート）と 2 型（CCTG リピート）に分けられている．
　さて，本症例である．
　日中の眠気や疲れは非常によくみられる症状であり，筋強直性ジストロフィーの患者を対象にした研究にて約 90 ％の患者に認められることがわかった．また，生活に最も影響を与えている要因として第一に，日常のエネルギーの低下（92 ％），そして，日中の眠気（91.5 ％），手のミオトニア（91 ％）となっている．すなわち，この日中の眠気や疲れの原因を精査し治療することが患者の QOL の向上につながることがわかる[1]．

　原因はさまざまなものが考えられるが，睡眠時無呼吸症候群，呼吸機能の低下，そして日中過眠などがあげられる．睡眠時無呼吸症候群については，以下で詳しく説明するが，本章ではこの疾患にてよく認められる，日中過眠（excessive daytime sleep）について触れたいと思う．

　日中過眠とは中枢神経系の異常による睡眠リズムの障害によって生じる症候であり，本疾患における日中の眠気や疲れの大きな要因であることがわかっている．睡眠検査を行うと，短い REM 潜時がみられ，ナルコレプシーに近い形での病態があるのではと考えられている[2]．すなわち，REM 睡眠サイクルの異常が起きているとされる．これは，筋強直性ジストロフィーの患者では，こういった睡眠リズムをつかさどる前頭葉で萎縮がみられるという神経解剖学的な視点からも合致する[3]．

　繰り返しになるが，この疾患は単なる筋疾患ではなく遺伝子異常による全身性疾患なのである．ただし，筋強直性ジストロフィー 1 型の患者の研究において，CTG リピートの数は呼吸筋の低下との相関関係を認めたが，日中の眠気や疲労との相関関係は認めず，日中過眠の病態はさまざまな要素が合わさったものであることが考えられる．

　治療法には，ナルコレプシーの治療に準じて，モダフィニルが使用されることが多い（注：モダフィニルは本邦では 2022 年現在において残念ながら処方者，薬局ともに制限がかかっている．その上，ナルコレプシーと特発性過眠症にしか処方できない）．MacDonald らの行った 40 人の筋強直性ジストロフィーの患者を対象にした二重盲検比較試験では，モダフィニルによって日中の眠気，QOLの向上がプラセボコントロールに比べ有意に認められた[4]．ただし，この薬剤の使用には特に心疾患の既往がある患者においては注意が必要でもあり，また肝心の夜間の睡眠を妨げてしまうこともあり慎重な使用が求められる．また，本邦からはジスキネジアの出現と糖尿病の悪化を報告する論文も出ている[5]．

原因精査のために，睡眠検査を行うことになった．
さて，その前にどのような検査を行っておくとよい
だろうか？

【あなたの選択肢】
① 心機能検査
② 呼吸機能検査
③ 睡眠環境の確認

24 時間医学のための基礎知識 その2
**睡眠の異常の精査には睡眠検査だけではなく，
心機能，呼吸機能，そして睡眠環境の確認が
必須である．**

　睡眠検査を行う前に確認しておきたいことは，心機能，呼吸機能，睡眠環境の
3 つすべてである．睡眠環境の確認（眠前のカフェイン摂取や就寝時間など）や
呼吸機能の把握はぜひともしておきたい．他章で述べる ALS などとは少し異な
る点は，筋強直性ジストロフィーの場合，閉塞性睡眠呼吸障害を含めた複合的な
要素が睡眠呼吸障害に寄与するため，日中の呼吸機能検査の結果が必ずしも夜間
の睡眠呼吸障害の有無と関連するわけではないということである．そのため，「睡
眠をみること」，これが非常に大切である．
　筋強直性ジストロフィーを含む，筋疾患から生じる睡眠呼吸障害には以下の 4
つのパターンがある 表1 [6]．REM-atonia と呼ばれる REM 睡眠中に認められ
る横隔膜筋の弛緩による低換気（横隔膜性呼吸障害）は，呼吸筋力低下の初期段
階に認められ，夜間酸素飽和度の低下を REM 睡眠時に認める．酸素飽和度の低
下のパターンは saw-tooth desaturations と呼ばれ，呼吸筋低下のサインと考え
られている．さらに筋力低下が進行してくると，仰臥位での肺活量の低下と合わ
せて，夜間低換気性の睡眠呼吸障害をきたすことになる．血中二酸化炭素分圧
の上昇に対して，呼吸筋の換気活動が低下するためである．定義としては，血

中二酸化炭素分圧が 10 分異常，55mmHg を超えるか，仰臥位覚醒時に比べて，10mmHg 以上の上昇がみられることである．横隔膜性も低換気性もいずれの場合でも，非侵襲的陽圧換気療法（non-invasive positive pressure ventilation: NIPPV）の導入が重要となり，通常は bilevel PAP の設定で行う（注：本邦においては NIPPV の使用には呼吸不全の病名が必要で処方にはかなりハードルが高い状況である．しかし，利益が認められる治療法なので知っておかねばならない）．筋強直性ジストロフィーの患者においてはさらに，3 つ目のパターンとして，顔面筋類や咽頭口蓋筋類の筋力低下によって，上気道の閉塞性の呼吸障害も合併しうる．典型的にはポリソムノグラムにて吸気努力を認めることなどから診断がつけられる．そして，このタイプの睡眠呼吸障害の場合，持続陽圧治療器（CPAP）の導入が呼吸状態の改善につながる．

　睡眠検査前のスクリーニングとして最も忘れてはならないのは，心機能評価である．心不全を合併した場合の睡眠呼吸障害の管理は，合併していない場合と大きく異なるためである．筋強直性ジストロフィーでは伝導障害による不整脈を含めた心疾患の合併はよくみられ，約 10〜20％の患者に収縮性あるいは拡張性の左室不全を認めることが知られている[7]．これは心筋への脂肪沈着，線維化などが原因とされている．心不全患者における睡眠呼吸障害の特徴は，Cheyne-Stokes 呼吸を伴う中枢性睡眠時無呼吸を高率に認めることである．中枢および末梢の CO_2 化学受容体の感受性の亢進と循環時間の遅延が主な機序と考えられている．治療法としては，bilevel PAP が使用される．気道陽圧により前負荷，後負荷を軽減して心仕事量を軽減し，左心機能の改善をもたらすことに加え，肺を拡張させて反射性に交感神経活性を抑制し，CO_2 に対する感受性を低下させる機序や，呼気終末残気量を増加させて低酸素血症を改善させる機序が想定される．ただし，その他のパターンの睡眠呼吸障害を合併していることが多く，症状に合わせた設定が必要となる．

表1 筋強直性ジストロフィーにおける睡眠呼吸障害のパターン

タイプ	主な原因
横隔膜性	横隔膜筋力低下 REM-related atonia
低換気性	低肺活量 呼吸筋力低下
閉塞性	咽頭口蓋筋，顔面筋力低下による上気道閉塞
Cheyne-Stokes 呼吸型	心不全

(Aboussouan LS, et al. Chest. 2017; 152: 880-92 [6] より作成)

章末ポイント ▶▶▶ ここが24時間医学

▶ 筋強直性ジストロフィーの最大の問題の一つである日中の倦怠感は，睡眠の改善がカギを握る．

▶ 全身性疾患である筋ジストロフィーの睡眠呼吸障害の精査には，呼吸，心機能を含めた全身評価が必須である．

● 参考文献

1) Heatwole C, Bode R, Johnson N, et al. Patient-reported impact of symptoms in myotonic dystrophy type 1 (PRISM-1). Neurology. 2012; 79: 348-57.
2) Gibbs JW, 3rd, Ciafaloni E, Radtke RA. Excessive daytime somnolence and increased rapid eye movement pressure in myotonic dystrophy. Sleep. 2002; 25: 662-5.
3) Bonanni E, Carnicelli L, Crapanzano D, et al. Disruption of sleep-wake continuum in myotonic dystrophy type 1: beyond conventional sleep staging. Neuromuscul Disord. 2018; 28: 414-21.
4) MacDonald JR, Hill JD, Tarnopolsky MA. Modafinil reduces excessive somnolence and enhances mood in patients with myotonic dystrophy. Neurology. 2002; 59: 1876-80.
5) 鈴木幹也，大矢 寧，川井 充．筋強直性ジストロフィー患者の日中過眠に対する modafinil 投与経験〜その効果と副作用〜．臨床神経．2010; 50: 578-80.
6) Aboussouan LS, Mireles-Cabodevila E. Sleep-disordered breathing in neuromuscular disease: diagnostic and therapeutic challenges. Chest. 2017; 152: 880-92.
7) Paunic T, Peric S, Cvitan E, et al. Routine echocardiography in patients with myotonic dystrophy type 1. J Chin Med Assoc. 2017; 80: 408-12.

〈原田陽平〉

CHAPTER 3
24 時間医学で考える重症筋無力症

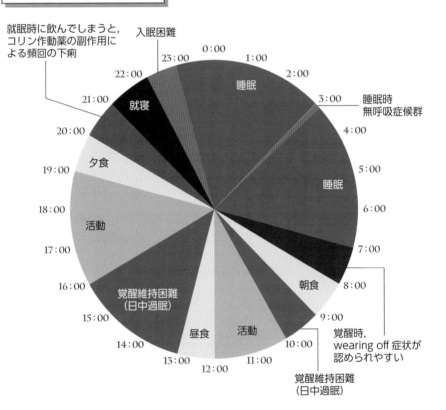

重症筋無力症患者の1日の例

就眠時に飲んでしまうと，コリン作動薬の副作用による頻回の下痢

入眠困難

睡眠時無呼吸症候群

覚醒時, wearing off 症状が認められやすい

覚醒維持困難（日中過眠）

睡眠

睡眠

朝食

活動

昼食

覚醒維持困難（日中過眠）

活動

夕食

就寝

24時間医学の原則

❶ 夜間の症状が全身状態把握のヒントになりうる.
❷ ステロイド治療による睡眠への影響を意識する.

あなたが病棟で夜勤当直をしていると，病棟スタッフから，急性筋力低下で日中に入院した重症筋無力症の患者さんの呼吸数が速いと報告があった．モニターのアラーム音で気づいたということ．ただ，酸素飽和度は正常で本人は寝ており，呼吸苦の訴えはないということ．

【あなたの選択肢】
① 心配はないので，そのまま自分も寝る．
② 診察を行い，血液ガスを採取．
③ 診察を行い，非侵襲的陽圧換気療法（NIPPV）を導入する．

24 時間医学のための基礎知識 その1
臥位睡眠時の呼吸変化が呼吸筋低下を示唆する．
早めの NIPPV 導入でクリーゼへの連鎖を防げ！

　重症筋無力症の患者における夜間の呼吸状態変化には十分な注意が必要である．読者のなかで①を選択する人はまさかいないとは思うが，患者をしっかり診察して状態の把握をすることが大切である．これがクリーゼのサインである可能性があるためだ．仰臥位での夜間睡眠時には，横隔筋を含む呼吸筋力の低下による換気量の低下や，上気道の閉塞などがみられる．特に気をつけたいのは，四肢の筋力が正常で，嚥下や発声などの球麻痺症状がメインの患者である．このような患者たちは，睡眠中の上気道閉塞が起こりやすいにもかかわらず，四肢筋力が正常であるためにその潜在的で致死的な重篤度が見逃されることである．看護師や夜勤の医師への注意喚起を込めた引き継ぎが非常に重要である．また，そもそも重症筋無力症の患者における睡眠時無呼吸症候群の割合が高いことは知られており，安定している患者のなかでも 40〜60％ に認められると言われている[1]．研究では，重症筋無力症の患者で仰臥位では非仰臥位に比べ 11 倍の頻度で睡眠時無呼吸がみられた[2]．また，睡眠時無呼吸の適切な治療が日中の疲労だけでなく，うつ気分などの患者の精神的な面も含めた QOL の向上につながることもわ

かっており，その診断は非常に重要なものである[1]．

　その一方で，重症筋無力症の症状の増悪時に認められる呼吸状態の変化には緊急の対応が必要となる場合がある．呼吸状態を把握するために，診察上，大切な点がいくつかある．呼吸数の増大，咳が弱くなること，奇異性呼吸がみられること，1 文章を 1 呼吸で発声できないこと，呼吸補助筋の利用などである．また，患者によっては呼吸苦により仰臥位で寝ることができないため，不眠を訴える場合もある．検査としては，血液ガスや呼吸機能検査なども診断の補助として役立つが，身体診察や病歴聴取による呼吸状態の把握が最も大切になる．特に呼吸機能検査の結果は変動しうる．

　ではどのようなメカニズムで急性の呼吸不全が生じるのだろうか．重症筋無力症では，呼吸機能低下の初期段階では，微小無気肺の形成が起こり呼吸数の増大，それに伴う軽度の呼吸性アルカローシスが認められる．その後，酸素飽和度の低下が起こり，呼吸努力の増大に至り，さらに筋疲労により筋力低下が進行する．その連鎖により，呼吸状態はさらに悪化し，クリーゼに至る．さて，このメカニズムを背景に，どのような呼吸管理が望ましいだろうか．さまざまな神経筋疾患のうち，重症筋無力症は NIPPV の治療効果を認める疾患の一つである 表1 ．特に，クリーゼをきたした場合の NIPPV の設定は持続陽圧治療器（CPAP）よりも bilevel PAP が望ましいとされる．呼気・吸気の両方における呼吸筋努力を補助し，呼吸筋を休ませることができるため，また肺胞の虚脱や無気肺の発症を予防できるためである．2008 年に報告された Seneviratne らの研究では，NIPPV の早期導入により，気管切開の件数の低下，ICU や病棟滞在期間の短縮，無気肺の形成頻度の低下，などの効果が認められた[3]．当然であるが，意識状態の低下や口腔内分泌物が多くみられる場合，上気道閉鎖が疑われる場合など，気管支挿管のほうが望ましいケースはあるが，正確な身体所見や呼吸状態の把握から早期の NIPPV の導入が望ましい．特に，筋疲労が認められ始めているが，まだ呼吸努力の改善により回復の見込みがある患者ではぜひとも早期に始め，上記にて説明した連鎖を防ぐ必要がある．というのも，高二酸化炭素血症をきたすレベルまで呼吸不全が進むと，NIPPV によっての改善が認められにくくなるためである．

　最後に，クリーゼへの呼吸管理についてその他にいくつかのポイントがある．まずは，コリン作動薬の中止である．口腔内分泌物が増えることで，誤嚥などのリスクが増すためである．これは重症筋無力症の病態の増悪による myasthenic crisis の場合，コリン作動薬の過剰投与を理由とした，コリン作動性クリーゼの場合，どちらであっても必要である．また，中田らの報告では抗 Musk 抗体陽性

のケースはより嚥下障害を伴いやすく，さらにクリーゼの頻度も acetylcholine receptor 抗体のケースよりも高いと報告されており（28.9% vs 15.7%），NIPPV の導入について病態の正確な把握が必要である[4]．

表1 筋神経疾患における NIPPV の適応と比較的禁忌

適応
● 重症筋無力症クリーゼ
● 運動ニューロン障害（例：ALS）
● 筋ジストロフィー
● 抜管後にも筋力低下があるが，改善がみられているとき
● 慢性閉塞性肺疾患または慢性心不全によって増悪した神経筋疾患
比較的禁忌
● Guillain-Barré 症候群
● 重症高二酸化炭素血症を伴う呼吸性アシドーシス
● 高度の口腔内分泌物を認める場合
● 意識障害を伴う場合
● 重症全身性合併症を伴う場合（例：ショック，心筋梗塞，不整脈など）
● 鎮静を必要とする重症の誤嚥性肺炎を伴う場合
● 鎮静を必要とする処置・手技を予定している場合

(Rabinstein AA. Curr Opin Crit Care. 2016; 22: 94-9 [5] より作成)

日常臨床での問題2 ❓ 診察を行い，呼吸状態の悪化を認めたため，NIPPV を導入することになった．さて，その他の治療は何がよいだろう？

【あなたの選択肢】
① 血漿交換
② 免疫グロブリン大量療法（intravenous immunoglobulin: IVIg）
③ ステロイド

24 時間医学のための基礎知識 その2
クリーゼでは高用量ステロイドは避ける.

　クリーゼとは全身型の重症筋無力症患者の嚥下障害，構音障害などの球麻痺症状や呼吸症状が急激に増悪し，全身の筋力低下・呼吸不全に至った状態を言う．重症筋無力症の患者の 10〜15％が経験するとされている．治療としては，IVIg あるいは血漿交換が行われる．IVIg の作用機序はまだ結論は得られていないが，自己抗体やサイトカインの産生抑制，局所補体吸収作用などが考えられている．また，血漿交換療法も有効な治療であり，使用可能な医療資源のある施設では積極的に行われる．randomized control trial（RCT）にて血漿交換と IVIg は同等の効果を認めることが示されており，患者の状態や施設の状況に応じて使い分けられている[6)]．血漿交換は身体的負担は大きいが，IVIg と比べて比較的早期に治療効果がみられるとされており，重症のクリーゼには積極的に使用される．本書執筆時点では，まだサンプル数の小さい臨床試験の段階であるが，胎児性 Fc 受容体をターゲットにした治療も中等度から重症の患者における，治療効果が示され始めており今後に主要なものになると期待されている．また，IVIg については 24 時間医学の視点から気をつけたいことがある．それは，高用量のタンパクの投与による尿量の増加により，夜間頻尿が生じることである．せっかく，入院をしてもらい呼吸器により筋肉に休みを与えようとしても，どうしても睡眠が浅くなったり，場合によってはトイレに何度も移動することになってしまい，症状の回復を遅らせる．特に，夜間にクリーゼの症状で入院した場合や増悪がみられた場合は，人員を必要とする血漿交換よりも，IVIg を始めることが多くなり，注意が必要である．

　さて，ステロイドはどうであろうか？　結論としては，クリーゼにおいては高用量ステロイドは基本的には使用しない（ただし，免疫チェックポイント阻害薬による場合を除く）．高用量のステロイドを導入することが重症筋無力症の症状を増悪することは古くから知られており，文献によってその頻度は 25〜75％とされ，8〜20％でクリーゼをきたしうるとされている（paradoxical exacerbation）[7)]．睡眠医学の観点からもステロイドの高用量からの導入は避けたいところである．上記に述べた通り，重症筋無力症の治療において呼吸筋を補助し，休ませることが大切である．ステロイドによる副作用としての不眠はこの休息を妨げる．通常はクリーゼの状態から回復した後に開始することが多く，比較的低用量から始め

JCOPY 498-32888

る.

　同じことは，コリンエステラーゼ阻害薬（ピリドスチグミン）にも言える．クリーゼの最中には基本的には開始しないほうがよい．多くの読者はご存知かと思うが，ピリドスチグミンはあくまで一過性の対症療法であってクリーゼからの回復を促すものではない．また，ピリドスチグミンの副作用による口腔内分泌物の増加から呼吸状態の悪化がみられたり，夜間の頻回の下痢などが生じることで不眠につながることもあるためである．

章末ポイント ▶▶▶ ここが24時間医学

▶ 夜間の呼吸状態を把握することで，重症筋無力症クリーゼのサインをみつけることができる．これが適切な呼吸管理の導入につながり，予後を改善する．

▶ 重症筋無力症クリーゼ中のステロイドは症状を増悪するだけでなく，休息となるべき睡眠を妨げうる．使用は控えるべき．

● 参考文献

1) Tascilar NF, Saracli O, Kurcer MA, et al. Is there any relationship between quality of life and polysomnographically detected sleep parameters / disorders in stable myasthenia gravis? Acta Neurol Belg. 2018; 118: 29-37.
2) Heo SJ, Jun JS, Park D, et al. Characteristics of obstructive sleep apnea in myasthenia gravis patients: a single center study. Neurol Sci. 2019; 40: 719-24.
3) Seneviratne J, Mandrekar J, Wijdicks EF, et al. Noninvasive ventilation in myasthenic crisis. Arch Neurol. 2008; 65: 54-8.
4) Nakata R, Motomura M, Masuda T, et al. Thymus histology and concomitant autoimmune diseases in Japanese patients with muscle-specific receptor tyrosine kinase-antibody-positive myasthenia gravis. Eur J Neurol. 2013; 20: 1272-6.
5) Rabinstein AA. Noninvasive ventilation for neuromuscular respiratory failure: when to use and when to avoid. Curr Opin Crit Care. 2016; 22: 94-9.
6) Gajdos P, Chevret S, Clair B, et al. Clinical trial of plasma exchange and high-dose intravenous immunoglobulin in myasthenia gravis. Myasthenia Gravis Clinical Study Group. Ann Neurol. 1997; 41: 789-96.
7) Bae JS, Go SM, Kim BJ. Clinical predictors of steroid-induced exacerbation in myasthenia gravis. J Clin Neurosci. 2006; 13: 1006-10.

（原田陽平）

CHAPTER 4

24時間医学で考える筋萎縮性側索硬化症

筋萎縮性側索硬化症患者の1日の例

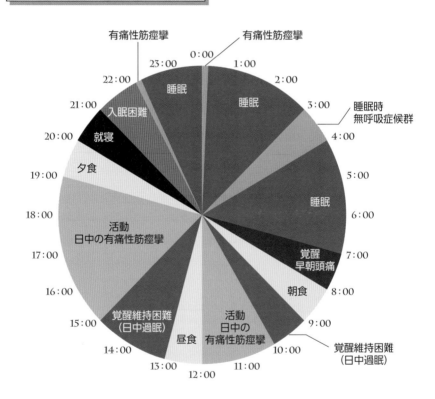

24時間医学の原則

❶ 早朝の症状が夜間の睡眠の様子のヒントになることも.

❷ そして，夜間睡眠の改善は日中の QOL の改善にもつながる.

筋萎縮性側索硬化症（ALS）の患者さんが「朝起きると頭痛がします」と言っている．どのように考えるべきか？

【あなたの選択肢】
① 頭痛薬を処方する．
② 頭部 CT を撮影する．
③ 呼吸症状の問診，呼吸機能検査を実施する．

24 時間医学のための基礎知識 その①
ALS 患者の呼吸症状はまず睡眠時に現れる．

　頭痛にはさまざまな原因があるが，この問題を考える際に大切なことは，ALS の患者であり，さらに朝起きたときの頭痛という点である．睡眠中に何かが起きていると考えられる．ALS だけでなく，呼吸筋力の低下をきたす疾患は臥位になることで，夜間に換気不全になりやすい．というのも，臥位の場合のほうが胸郭の動きが制限されやすいためである（いわゆる奇異性呼吸がみられる）．そのため，夜間に換気不全となり睡眠時無呼吸症候群を生じ，それに関連した体内二酸化炭素貯留による症状が出現するのである．そのなかでも起床時頭痛はよくみられる初期症状である．すなわち，呼吸筋力の低下を示唆する訴えなのだ．その他の症状として，日中にうとうとして疲れやすくなる，日中にあくびが出やすい，考えに集中できない，熟睡できないなどがある．呼吸筋力低下による呼吸機能低下は，夜間の換気不全が最初の症状となり，息切れなどは病気が進行してからみられる．そのため，このような訴えは決して見逃したくないサインである．実は ALS において睡眠時無呼吸症候群の頻度は高く，40〜50％の患者にみられると考えられ，これをケアすることは生命予後の改善にもつながることが知られている[1)]．夜間に起きていることの理解と把握が重要である．そう，24 時間医学である．選択肢②は早朝時の頭痛ということで脳腫瘍のスクリーニングという理由も考えられるが，こと ALS の患者においては呼吸状態の把握が重要になる．呼

吸筋の低下による症状は睡眠時無呼吸症候群だけではなく，病態の進行に伴い，平らなベッドに寝ることが難しくなるなどの訴えもあり，枕をいくつ使っているか，ベッドに傾きをつけているかなどの問診は大切である．また，本人だけでなく，家族などから声の大きさ，会話中の息切れ，咳の強さなどの聴取，そしてベッドサイドでの身体所見として，呼吸筋，呼吸補助筋の萎縮，頸部屈筋と伸筋の筋力検査を忘れてはならない．

日常臨床での問題2　呼吸機能の低下が示唆される症状がみられた．

【あなたの選択肢】
① 非侵襲的陽圧換気療法（NIPPV）の導入を検討する．
② NIPPV は呼吸機能を補助するが，予後は延長しないので導入は見送る．
③ NIPPV の利用は患者さんの QOL を下げると考え，導入は見送る．

24 時間医学のための基礎知識 その2
NIPPV は適切な導入により，予後，QOL を改善する．

　呼吸機能の低下がみられたときに重要になってくるのはNIPPVの導入である．NIPPV は陽圧換気を行うことで横隔膜の筋力低下を補い，呼吸機能や体内二酸化炭素貯留による症状の改善を行う効果がある．特に，ALS 患者においては，NIPPV の導入が生命予後を延長させ，呼吸機能の悪化を遅らせたり患者の QOL を向上させることがさまざまな研究で示されている[2]．倫理上の問題から近年はRCT は組まれてはいないが，Bourke らは 2006 年に ALS 患者のうち起坐呼吸を認め，最大吸気圧(maximum inspiratory pressure: MIP)が 60％以下あるいは，高二酸化炭素血症の症状をきたしている患者を NIPPV 群（22 人）と NIPPV を使用しない通常の治療を行う群（19 人）に分ける RCT を行った[3]．研究に参加

した患者の数は決して多くはないが，研究の結果，NIPPV を導入したすべての患者において予後の改善と QOL の向上を認めた．特に，重症の球麻痺症状のみられないグループでは 7 カ月の予後延長がみられた．現在であれば，2006 年時よりもさらに NIPPV 患者のケアが進歩していることを考えると，予後の延長はより顕著にみられると考えられる．また short form 36 mental component summary と sleep apnoea quality-of-life index symptoms domain を用いた QOL の測定にて，NIPPV 導入群で研究開始時の QOL の 75％以上の水準を保つ時間の延長を認めた．NIPPV の導入により日中の眠気や倦怠感，うつ気分，夜間の睡眠障害も改善され，患者の QOL の向上も望まれるという点は，特に ALS のような進行性の疾患において重要であり，家族や本人への説明の際に伝えておきたい部分である．単に生存期間を延長するだけとは意味合いが違ってくるからである．重症の球麻痺症状のある患者群についても口腔内分泌物の誤嚥のリスクもあり賛否両論あるところではあるが，アトロピンやアミトリプチリンなどを使いながら，分泌物をコントロールした上で積極的な導入を進める意見もある．

 患者さんは NIPPV の導入に同意した．いつ開始するべきだろうか？

【あなたの選択肢】
① 呼吸機能検査を行い，その値に基づいて判断する．
② 患者さんが仰臥位での呼吸苦を自覚したときに導入する．
③ 検査，自覚症状に関係なく，導入は早ければ早いほどよいと考える．

24 時間医学のための基礎知識 その3
NIPPV のタイミングは
適切な呼吸検査に基づいて判断すべし.

　さて, どのタイミングで NIPPV を導入するのが望ましいのだろうか. 一般に
はなんらかの呼吸器症状が認められたときや呼吸機能検査, 特に努力性肺活量
(forced vital capacity: FVC) の低下がみられたときと考えられている. 米国神
経内科学会は 図1 [4)] に示すようなアルゴリズムを推奨している. その一方で,
最近の研究ではより早い段階, すなわち呼吸症状などがみられる前段階での導入
も示唆されている. たとえば, 後ろ向き研究ではあるが, 2018 年の論文で FVC
が 80% 以上の段階で NIPPV が導入された患者と 80% 未満で導入された患者群
を比べたときに, 80% 以上の段階から導入されたほうが予後がよかったことが
証明された [5)]. そのため, 近年では FVC を用いた肺機能検査だけに頼るだけで
なく, それ以外の呼吸筋力の低下を評価する方法についても検討されている. た
とえば, 血液ガス検査, 酸素飽和度の測定などだけでなく, 横隔神経の神経伝導
検査や横隔膜筋の超音波での機能評価などを行う施設もある.

　導入の基準は国毎に多少の違いがある. たとえば, 日本神経内科学会は導入の
基準を二酸化炭素分圧が 45mmHg 以上, 睡眠中に酸素飽和度が 88% 以下の時
間が 5 分以上持続, あるいは FVC が 50% 以下または MIP が 60cmH$_2$O 以下と
している. 米国神経内科学会においても, 起坐呼吸がみられること, sniff nasal
pressure (SNP) が 40cmH$_2$O あるいは MIP が 60cmH$_2$O 未満, 夜間の酸素飽
和度の異常値, FVC<50% のいずれかが認められるときとしている. 表1 に
は各国の基準をまとめた.

　では, 実臨床においてどれくらいの患者に NIPPV が導入されているのだろう
か? 導入の利点は多く, 導入率はかなり高いと考えるかもしれない. しかし,
2019 年に非常に興味深い論文が発表されている. 実は, ALS の臨床試験患者群
の解析において, FVC<50% の患者のうち約 50% が NIPPV が導入されていな
かったことがわかり, NIPPV の使用頻度はガイドラインから想定されるものに
比べても少ない可能性があることが示された [6)]. 何が導入の障壁となっているの
かなど, この低い導入率の原因ははっきりとは調査されておらず, さらなる研究
が求められている.

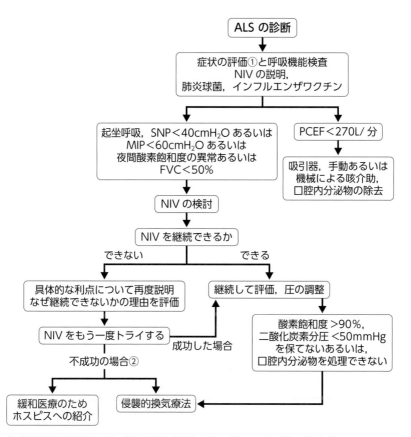

① 夜間低換気を示唆する症候，頻回の覚醒，起床時の頭痛，過度の日中の眠気．鮮明な夢
② 呼吸機能低下により，非侵襲的換気療法に対応できない場合は侵襲的換気療法あるいは，ホスピスへの
　紹介を検討する．
　NIV: noninvasive ventilation（非侵襲的換気），PCEF: peak cough expiratory flow（最大呼気流速），
　SNP: sniff nasal pressure，MIP: maximal inspiratory pressure（最大吸気圧），
　FVC: forced vital capacity（努力性肺活量），異常酸素飽和度：酸素飽和度の 4%より高い低下

図1 米国神経内科学会による呼吸管理のアルゴリズム

(Miller RG, et al. Neurology. 2009; 73: 1218-26 [4]) より改変)

表1 各国の NIPPV 導入基準（筆者まとめ）

日本	欧州（EFNS）	米国（AAN）
● 二酸化炭素分圧＞45mmHg ● 夜間酸素飽和度 88%以下の時間が 5 分以上継続 ● FVC＜50% ● MIP＜60cmH$_2$O	● 換気不全を示唆する臨床症状 ● FVC＜80% ● SNP＜40cmH$_2$O ● MIP＜60cmH$_2$O ● 夜間酸素飽和度低下 ● 二酸化炭素分圧＞45mmHg のいずれか	● 起坐呼吸 ● FVC＜50% ● SNP＜40cmH$_2$O ● MIP＜60cmH$_2$O ● 夜間酸素飽和度低下

NIPPV はうまく導入できたようであるが，次の外来で患者さんから，足がつってしまい夜眠れないことが多いとの訴えがあった．

【あなたの選択肢】
① ストレッチなどを積極的に行うように勧める．
② 筋弛緩薬（バクロフェンなど）を開始する．
③ 抗てんかん薬（フェニトイン，レベチラセタムなど）を開始する．

24 時間医学のための基礎知識 その4
夜間の有痛性筋痙攣の緩和は
ALS 患者の QOL の向上につながる．

　不眠の頻度は ALS で 59％で認められるとする研究があり，その要因として夜間頻尿 54％，中途覚醒 48％，そして有痛性筋痙攣は 45％とされている[7, 8]．別の研究では実に 74～95％とも報告されている[9]．また，ALS の患者の痛みの訴えのうち，67％が有痛性筋痙攣からのみと報告されている[10]．原因や病態についてはまだわかっていない部分が多く，中枢神経系あるいは末梢神経系の両者が背景として考えられている．治療法についても，高いレベルでのエビデンスに基づいたものは，まだ確立されていない．痛みの程度や頻度に個人差が大きいことも理由である．多い患者では 1 カ月の間に 100 回以上の有痛性筋痙攣を経験する一方，まったく症状を認めない患者もいる．近年ではさまざまな臨床研究が行われ病態の理解が進んできている．2016 年に行われた natural history の研究では，ALS の発症後 1～2 年の初期段階に最も頻繁に出現し徐々に減っていくことが明らかにされた[9]．

　現在，治療法に関しては日本神経内科学会のガイドライン[11]では，関節他動運動やマッサージなどの非薬物療法に加えて，バクロフェンなどの筋弛緩薬の使用が推奨されている．その他に，フェニトインなどの抗てんかん薬を使用したり，メキシレチンなどを心電図の変化に注意しながら用いる場合もある．特に，筋弛

緩薬や抗てんかん薬の場合，夜間の使用により翌日の眠気を誘因する場合があるため，用量や投与のタイミングなどのバランスが重要になる．特に，ALS の病気の終盤では有痛性筋痙攣の頻度が減ることがわかっているため，徐々に用量を減らしていく必要がある．

章末ポイント ▶▶▶ ここが24時間医学

▶ ALS の患者で夜間の呼吸不全が日中の頭痛につながることがあり，睡眠中の呼吸状態の改善は日中の QOL の改善につながる．

▶ ALS 患者の QOL の向上には日中の症状だけでなく，夜間の症状の緩和が必須である．

● 参考文献

1) Boentert M, Brenscheidt I, Glatz C, et al. Effects of non-invasive ventilation on objective sleep and nocturnal respiration in patients with amyotrophic lateral sclerosis. J Neurol. 2015; 262: 2073-82.

2) Berlowitz DJ, Howard ME, Fiore JF Jr, et al. Identifying who will benefit from non-invasive ventilation in amyotrophic lateral sclerosis / motor neurone disease in a clinical cohort. J Neurol Neurosurg Psychiatry. 2015; 87: 280-6.

3) Bourke SC, Tomlinson M, Williams TL, et al. Effects of non-invasive ventilation on survival and quality of life in patients with amyotrophic lateral sclerosis: a randomised controlled trial. Lancet Neurol. 2006; 5: 140-7.

4) Miller RG, Jackson CE, Kasarskis EJ, et al. Quality Standards Subcommittee of the American Academy of Neurology. Practice parameter update: the care of the patient with amyotrophic lateral sclerosis: drug, nutritional, and respiratory therapies (an evidence-based review): report of the Quality Standards Sub-committee of the American Academy of Neurology. Neurology. 2009; 73: 1218-26. Erratum in: Neurology. 2009; 73: 2134. Erratum in: Neurology. 2010; 74: 781.

5) Vitacca M, Montini A, Lunetta C, et al. ALS RESPILOM Study Group. Impact of an early respiratory care programme with non-invasive ventilation adaptation in patients with amyotrophic lateral sclerosis. Eur J Neurol. 2018; 25: 556-e33.

6) Thakore NJ, Lapin BR, Pioro EP, et al. Variation in noninvasive ventilation use in amyotrophic lateral sclerosis. Neurology. 2019; 93: e306-16.

7) Lo Coco D, Mattaliano P, Spataro R, et al. Sleep-wake disturbances in patients

with amyotrophic lateral sclerosis. J Neurol Neurosurg Psychiatry. 2011; 82: 839-42.

8) Stephens HE, Joyce NC, Oskarsson B. National study of muscle cramps in ALS in the USA. Amyotroph Lateral Scler Frontotemporal Degener. 2017; 18: 32-6. Erratum in: Amyotroph Lateral Scler Frontotemporal Degener. 2017; 18: 470.

9) Caress JB, Ciarlone SL, Sullivan EA, et al. Natural history of muscle cramps in amyotrophic lateral sclerosis. Muscle Nerve. 2016; 53: 513-7.

10) Stephens HE, Lehman E, Raheja D, et al. The role of mental health and self-efficacy in the pain experience of patients with amyotrophic lateral sclerosis. Amyotroph Lateral Scler Frontotemporal Degener. 2016; 17: 206-12.

11) 日本神経内科学会, 監修. 筋萎縮性側索硬化症診療ガイドライン 2013. 南江堂; 2013.

（原田陽平）

JCOPY 498-32888

24時間医学で考える多発性硬化症

多発性硬化症患者の1日の例

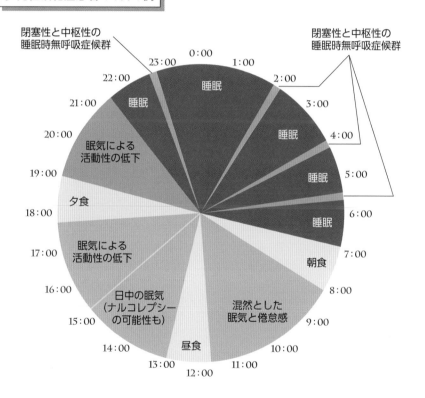

閉塞性と中枢性の
睡眠時無呼吸症候群

閉塞性と中枢性の
睡眠時無呼吸症候群

睡眠

睡眠

睡眠

睡眠

睡眠

睡眠

朝食

混然とした
眠気と倦怠感

昼食

日中の眠気
(ナルコレプシー
の可能性も)

眠気による
活動性の低下

夕食

眠気による
活動性の低下

24時間医学の原則

❶ 倦怠感と眠気を区別するか？ 関連していると考えるか？ そこに注目！

❷ 頻度は閉塞性睡眠時無呼吸症候群（OSAS）が多いが，中枢性とナルコレプシーも忘れない．

日常臨床での問題 1

多発性硬化症の患者さんが「日中だるい」と言っている.

【あなたの選択肢】
① もっと話を聞く.
② 急性増悪を考える.
③ 何か「だるさ」に効く薬を処方する.

24 時間医学のための基礎知識 その 1

多発性硬化症の「だるさ」にはいろいろな可能性がある.「多発性硬化症の倦怠感」というラベルをつけて, 満足して思考停止してはいけない.

　多発性硬化症においてだるさ・倦怠感の訴えは非常にコモンで, 76〜92％の患者に認められる[1]. 多発性硬化症における倦怠感は「よくある症状の一つ」と認識されることが多い. そのため, あまり別の疾患の可能性を鑑別診断に考えることなく, すぐに対症療法を考えることも多い. 米国などではモダフィニルなどの中枢神経刺激薬が適応外使用されることもあるが, 本邦においては中枢神経刺激薬をめぐる環境がかなり厳しいので現状では難しいと言わざるをえない. ただし, アマンタジンはガイドラインで「疲労感・倦怠感に対し投与してもよい」となっている[2]. ここで面白いのは運動療法の有効性が認められていてガイドラインでも推奨されていることだ[2]. 運動療法などは, 通常の薬剤による副作用を心配する必要がないので積極的に考慮すべきだろう.

　しかし, ここでは, あえてこのような現状によくある思考のプロセスには, 倦怠感の鑑別診断とそれから考えられる対処の議論が抜けていることを強調したい. 実は多発性硬化症における倦怠感のメカニズムは多要因で複雑である.

　まず, 難しいことの一つに「倦怠感」という言葉がいったい何を意味するのかを考えてみる必要がある. この極めて自覚的な言葉が意味するものを突き詰めよ

うとするとかなり難しい．しかし，本書ではまず，その倦怠感に「眠気があるのか？ ないのか？」で考えてもらいたい．

実は「倦怠感」と「眠気」はよく似ているようでいて少し異なる．健常者が1日働いて帰宅したときに感じる「疲れた＝眠い」というのは身体的な疲れと眠気が一致した状態なのだが，疾患に伴う倦怠感と眠気は一致しないことがよくあるのだ．特に睡眠医学では倦怠感と眠気は別々の症状として分けて考えることを鑑別診断の第一歩として勧めている．たとえば，不眠症の患者では昼間の倦怠感の訴えが主要な症状なのだが，決して「眠い」わけではなく昼寝のチャンスがあったとしても不眠症の患者が居眠りするようなことはほとんどない．他方でOSASの患者は日中の眠気を訴えることが多く，そして眠気は同時に「倦怠感」を伴うことが多い．

さて，多発性硬化症における倦怠感はどうだろうか？ 多発性硬化症においては眠気もまたコモンな症状として32％の患者に認められ[3]，さらに倦怠感と眠気は密接な関係があることが示されている[4]．多発性硬化症においては倦怠感と眠気は不可分でオーバラップの多い非常に密接な関係がある症状としてとらえたほうがよい．多発性硬化症では「眠気が強く倦怠感も強い」ことが多いと考えておいたほうがよい．

日常臨床での問題2 多発性硬化症の患者さんが眠気を訴えている．適切な対処は？

【あなたの選択肢】
① 多発性硬化症に特有の眠気だと考えて中枢神経刺激薬を処方する．
② 多発性硬化症に特有の眠気だと考えて何も処方しない．
③ 睡眠検査をする．
④ 睡眠検査と睡眠潜時検査を行う．

24 時間医学のための基礎知識 その2
多発性硬化症の「眠気」は当たり前ではない.

　多発性硬化症に倦怠感と眠気が多いということはわかってもらったと思うが，ここでは眠気にフォーカスしたい．眠気とは眠りやすい傾向のことと定義されることが多いのだが，これだけではさまざまな可能性があり，各々の対処の方法が異なる．実は 10 年前くらいには，このような鑑別診断のプロセスをすべてスキップして中枢神経刺激薬が処方されていたことも米国の神経内科ではよく認められたが，最近はさすがに睡眠外来にコンサルトをするようになった．当たり前のことだが，多発性硬化症においても眠気を引き起こす睡眠関連疾患の可能性があるからだ．そして，その睡眠関連疾患によって治療方法は異なる．まず，最も頻度が高いものとして他の疾患とも同じだが，OSAS がある．OSAS の多発性硬化症における頻度は Kaminska らの研究によると AHI（無呼吸低呼吸指数）＞15 という中等症以上の OSA の罹患率は 58％であった[5]．さらに興味深いことに AHI スコアが高いと倦怠感のリスクが非常に高いこともわかった[5]．Braley らは多発性硬化症の患者の AHI はコントロールよりも高い（17.02±18.76 vs 9.16±8.84）と報告した[6]．さらに CAI（中枢性無呼吸指数）も高かった（3.47±8.11 vs 0.35±1.13）[6]．この報告のなかで脳幹に病変があることが高い AHI と相関があることも報告された[6]．よって「多発性硬化症で OSAS の頻度は高く，脳幹に病変がある場合はさらに注意が必要で，中枢性無呼吸症候群（CSAS）の可能性も考えねばならない」ということが言える．眠気や倦怠感を訴えている多発性硬化症で，睡眠検査をしない理由はないと言える．さらに，ナルコレプシーも多発性硬化症では生じることが知られている．「多発性というのだから確率の問題で運悪く視床下部に病変がヒットしてナルコレプシーが生じるのだろう」と考えている人がいるかもしれないが，実はそれほど単純ではない．Kallweit ら[7] によると病変が視床下部に認められないにもかかわらず，オレキシン（ハイポクレチン）が減少してナルコレプシーを合併していた．すなわち「視床下部に病変がないからといってナルコレプシーがない！」とは言えないのだ．これが，単に運悪く合併しただけなのか，MRI の解像度の問題で病変を検出できないだけなのかはよくわかっていない．

　ここまでの議論でどういうことが言えるかというと，① 多発性硬化症で眠気を訴えている場合には睡眠検査をするべき，② OSAS だけではなく CSAS やナ

ルコレプシーの可能性も考慮すると「反復睡眠潜時検査（multiple sleep latency test: MSLT）までできる，ちゃんとした睡眠センター」での評価が必須であるということになってくる．

眠気を治療するのかどうか？

【あなたの選択肢】
① 眠気を治療する．
② 眠気を治療しない．

24 時間医学のための基礎知識 その3
多発性硬化症における治療のゴールを意識すれば眠気を治療しないわけにはいかない．

　眠気を治療するときには多発性硬化症の治療のゴールを考える必要がある．では，多発性硬化症の治療のゴールとは何だろうか？ 生命予後？ それとも機能予後？ 状況にもよるだろうが，多くの場合は機能予後に改善をゴールとして考えることのほうが多い．最近発売されているさまざまな薬剤のエンドポイントを機能予後に設定していることからもよくわかる．機能を維持するということは，日常の活動を変わらず続けるということを意味する．そして，そんなときに倦怠感や眠気があればどうなるだろうか？ 図1 ではX軸が眠気の強さで，Y軸が1日の活動量をとってあるが，眠気が強いほど活動量が低下することがわかる．当たり前かもしれないが，眠ければ活動しないのである．これらのことから考えると，機能をせっかく維持していても活動が眠気によって低下していては治療そのものの意味がなくなってしまう．多発性硬化症における眠気を治療する意義があることはわかってもらえたと思う．
　眠気の治療方法はその原因によることは明らかである．OSASでは持続陽圧治

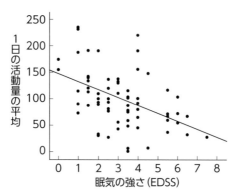

■図1■ 24 時間の活動量と眠気の関係
眠気が強いと活動量は低下する.
(Merkelbach S, et al. J Neurol. 2011; 258:
74-9 [4]) より改変)

療器（CPAP）を用いて治療することになるが，CSAS では ST モードと呼ばれる
患者が呼吸のトリガーの呼吸努力をしなくても自動的に一定の呼吸数になるよう
に人工呼吸器として作動するモードを搭載した非侵襲的陽圧換気療法（NIPPV）
を処方することが多い．さらに，ナルコレプシーの治療になると中枢神経刺激薬
を用いることになる．

　ここで，覚えておいておきたいことは日中の倦怠感には運動療法を含むリハビ
リテーションが推奨されていることである [2]．日中の眠気にも効果が期待されて
おり [8]，適切な指導のもとで運動療法を日中に行うことを治療の選択肢の一つと
して常に考えておきたい．

　そして，これらすべての治療のゴールは機能予後を改善させるために必要な取
り組みなのだ．

章末ポイント ▶▶▶ ここが24時間医学

- ▶ 多発性硬化症の昼間の眠気と倦怠感を区別するよりも，関連しているものと考える．
- ▶ 多発性硬化症の眠気の原因となる睡眠関連疾患を検査でみつけて治療すべし．
- ▶ 運動療法を忘れるべからず．

● 参考文献

1) Krupp L. In: Hohlfeld R, et al. editors. Multiple sclerosis: clinical challenges and controversies. Informa Healthcare; 1997. p.283-94.

2) 日本神経学会, 監修. 多発性硬化症・視神経脊髄炎診療ガイドライン2017. 医学書院; 2017. 第14章.

3) Stanton B, Barnes F, Silber E. Sleep and fatigue in multiple sclerosis. Mult Scler. 2006; 12: 481-6.

4) Merkelbach S, Schulz H, Kölmel H, et al. Fatigue, sleepiness, and physical activity in patients with multiple sclerosis. J Neurol. 2011; 258: 74-9.

5) Kaminska M, Kimoff R, Benedetti A, et al. Obstructive sleep apnea is associated with fatigue in multiple sclerosis. Mult Scler. 2012; 18: 1159-69.

6) Braley TJ, Segal BM, Chervin RD. Sleep-disordered breathing in multiple sclerosis. Neurology. 2012; 79: 929-36.

7) Kallweit U, Bassetti CL, Oberholzer M, et al. Coexisting narcolepsy (with and without cataplexy) and multiple sclerosis. J Neurol. 2018; 265: 2071-8.

8) Siengsukon CF, Aldughmi M, Kahya M, et al. Randomized controlled trial of exercise interventions to improve sleep quality and daytime sleepiness in individuals with multiple sclerosis: a pilot study. Mult Scler. 2016; 2: 1-9.

〈河合 真〉

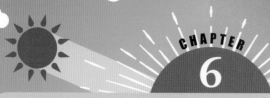

CHAPTER 6

24 時間医学で考えるてんかん症候群

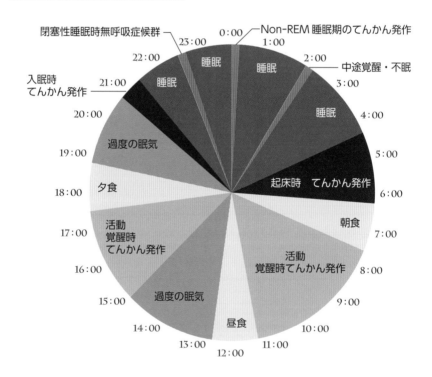

24 時間医学の原則

❶ 睡眠中の情報は覚えていない. 間接証拠で無理なら, 直接観察しかない.

❷ 昼間の眠気は, 発作か？ 覚醒の抑制（特に薬剤）か？ 睡眠か？ の3点に注目する.

患者：「先月はてんかん発作が 2 回起きました．ところで最近ときどき朝起きると体が痛いです．」

【あなたの選択肢】
① 朝の症状も発作が原因だと考える．
② 朝の症状は，まさか発作が原因だとは思わない．
③ ちょっと考えてみる．

24 時間医学のための基礎知識 その1
てんかん症候群とてんかん発作の生じやすい時間帯，生じにくい時間帯を知っておく．

　この問題の答えは原則①に従うならば「わからない」ということになる．正確な診断を求めるならば持続脳波モニタリングをせねばならない．これがゴールドスタンダードであるとわかった上で，現実的に無理な状況があるのでそれに対処していくしかない．そのために役に立つ知識を伝えたい．

　てんかん学も睡眠医学も脳波を用いることは共通なので，実はてんかん専門医は「睡眠も診られる」と思っていることが多い．しかし，てんかんの診療は本来昼間の外来というスナップショットに頼らざるをえない場合がほとんどであって，なかなか睡眠を評価することまで気が回らないことが多い．基本として覚えておいてほしいことは，てんかん発作は種類によって脳の状態（覚醒，睡眠，睡眠覚醒移行期）によって生じやすくなったり，生じにくくなったりする．そして，そのパターンもてんかん症候群によって異なってくる　図1．てんかん発作は「異常に同期した脳の電気活動」と定義される．これは脳波の読影をしたことがある医師には想像がつきやすいと思うが，脳波は「非同期⇆同期」のパターンがある．特に覚醒しているときはいろんな周波数の波がみえるが，これはいろんな脳の部分を必要に応じて使っているからとも言える．逆に同期している脳波の典型は Non-REM 睡眠，特に徐波睡眠，深睡眠と呼ばれる N3 睡眠である．ここ

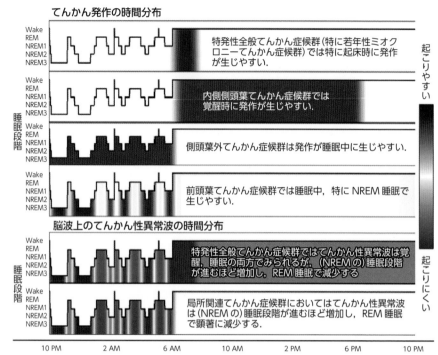

てんかん発作の時間分布

特発性全般てんかん症候群(特に若年性ミオクロニーてんかん症候群)では特に起床時に発作が生じやすい.

内側側頭葉てんかん症候群では覚醒時に発作が生じやすい.

側頭葉外てんかん症候群は発作が睡眠中に生じやすい.

前頭葉てんかん症候群では睡眠中,特に NREM 睡眠で生じやすい.

脳波上のてんかん性異常波の時間分布

特発性全般てんかん症候群ではてんかん性異常波は覚醒,睡眠の両方でみられるが,(NREM の)睡眠段階が進むほど増加し,REM 睡眠で減少する

局所関連てんかん症候群においてはてんかん性異常波は(NREM の)睡眠段階が進むほど増加し,REM 睡眠で顕著に減少する.

図1 てんかん発作と脳波上のてんかん性異常波時間分布

NREM: Non-REM
(Badawy RA, et al. Neuroscience. 2012; 222: 89-99 [1] より改変)

では高振幅の 0.5〜2Hz のデルタ波が出現するので「ああ同期しているなあ」と感じる.さらに REM 睡眠は「低振幅混合周波数」によって定義されるので「同期していないなあ」と感じる.まず,この感覚を脳波から学んでくれるとうれしい.

24 時間医学のための基礎知識 その2
てんかん発作が生じにくい睡眠段階を知っておく!

その1と表裏一体なのだが,脳の活動が非同期の場合にてんかん発作は起きにくくなる.この原則に従えば自ずから REM 睡眠はてんかん発作が起きにくいことは覚えられる.てんかん発作が起きにくい睡眠段階を知っていると何がよい

のか？　と思うかもしれないが，これは重要な情報なのでぜひ覚えておいてほしい．てんかん症候群の患者でてんかん発作を考えるのは当然なのだが，コモンな疾患はコモンに生じるし，レアな疾患も時と場合を選べば特徴的な症状を示唆していることがある．この情報は特に REM 睡眠に増悪することが多い閉塞性睡眠時無呼吸症候群（OSAS）や睡眠時随伴症（パラソムニア）との鑑別に役に立つ．

　そして，このてんかん発作と時間帯の関係の原則は常に例外を伴うので学習意欲を削がれやすいのだが，図1のようなてんかん症候群毎の傾向を知っておくと頭が整理されやすい．特に内側側頭葉てんかん症候群では睡眠中のてんかん発作は少ないが，前頭葉てんかん症候群では睡眠中のてんかん発作が多いことは知識として知っておく必要がある．

　てんかん診療は患者からのてんかん発作の回数の情報が必須である．その情報の信頼性は覚醒時に発作が起きやすいてんかん症候群で高く，睡眠中に発作が起きやすいてんかん発作で低くなる．図1からみてわかるように内側側頭葉てんかんと特発性全般てんかんで信頼性が高く，それ以外は注意が必要となることがわかる．

　「問題1」の訴えのように起床時に「めちゃくちゃ疲れている」「体が痛い」「舌を噛んでいる」「怪我している」などという訴えがある場合は睡眠中の発作を疑うことになる．そしてここで原則「睡眠中の情報は覚えていない．間接証拠で無理なら，直接観察しかない」ことを念頭において外来診療することになるが，睡眠中のことは外来診療ではわからないと思っておいたほうがよい．ただし，「てんかん発作だろうなあ」と思われる場合には抗てんかん薬を増量してこのような訴えが解消するかをみることが多い．それでもわからない状況に陥る場合には，① ビデオつきの終夜ポリグラフ検査（フル脳波つき）をするか，② 持続脳波モニタリングしかない．どちらを選択するかは頻度で判断する．毎晩生じているならば①でよいが，頻度が少ない場合には②になる．ただし，読影する医師の力量が問われることになるので専門機関に送るしかない．なにしろ，てんかん学と睡眠医学の両方の専門知識が必要なのだ．

患者:「昼間眠くて仕方ありません.」

【あなたの選択肢】
① まあ,そういうこともあると説明する.
② 抗てんかん薬を減量する(増量する).
③ とりあえず通常の脳波検査をする.
④ もうちょっと掘り下げて情報を聞く.

24 時間医学のための基礎知識 その3
てんかん患者の日中の眠気はコモンだが,
原因はいろいろ.原則②に従って昼間の眠気は,
発作か? 覚醒の抑制(特に薬剤)か? 睡眠か?
の 3 点に注目する.

　てんかん患者における日中の過度の眠気(excessive daytime sleepiness: EDS)
はコモンな症状(10〜47.5%)だが[2],その原因は一つではない.てんかん診
療で真っ先に考えるのはやはり発作による症状としての眠気である.確かに原因
はいろいろなのだが,ことにてんかん患者においては発作後に眠気を訴えること
は多い.そして,二つ目は抗てんかん薬の副作用だ.では,「発作で眠いのに,
抗てんかん薬でさらに眠くなってしまう」というおそれはないのか? という質
問があると思う.こういう場合は優先順位を考えて対処するしかない.発作と眠
気の二つのアウトカムに同時に対処しようとするとドツボにはまる.まずは発作
の抑制を優先するのだ.発作の抑制が達成できてから次の眠気の問題に対処する
ことになる.
　さて,抗てんかん薬のほとんどは脳の活動を低下させることが作用機序なの
で,ほぼ必発で眠気の副作用がある.薬剤によって覚醒が抑制されているのだ.
この副作用が「慣れることが可能な」レベルなのか「慣れるのは無理!」なレベ

ルなのかは患者によるのでどうしてもトライ&エラーになってしまう．そして，ラモトリギンは例外的に眠気の副作用が少ないのでこれも覚えておく必要がある[3]．外来で薬の調整をしたことがあるとわかるが，抗てんかん薬による眠気は「用量依存性」の副作用で増量していけばどこかの量で必ず生じてしまう．抗てんかん薬の調整は「発作0を達成できて，用量依存性の副作用が出ない量」を目指す．この用量を調整している過程で用量が少し多くなってしまうことで眠気を訴えていると考えられるならば減量して「発作0を達成できて，用量依存性の副作用が出ない量」を達成できるかを試すことになる．それが達成できないときに次の抗てんかん薬へ変更もしくは次の薬剤を加えることになる．

ただ，抗てんかん薬を増減したわけでもないのに新たに眠気を訴えてくる場合には他の原因を探る必要がある（もちろん他の薬剤が別の診療科から処方されていたり，市販薬を服用していて眠気が出ていることもあるので注意が必要）．

そして，発作，薬剤の原因を除外しても眠気を訴える場合があるが，その場合はOSASなどの睡眠関連疾患を考える必要が出てくる[2]．特にOSASはてんかん患者で罹患率が高い（5〜63%）[4]．高齢者やてんかん発作のコントロールが困難な場合に特に罹患率が高くなる傾向が認められており[4]，持続陽圧治療器（CPAP）による治療で発作のコントロールが改善することも報告されている[5]．薬剤抵抗性のてんかん症候群ではぜひとも睡眠関連疾患の可能性を考えてみてほしい．

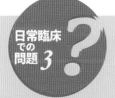

患者：「夜間に大声をあげることがあります．」

【あなたの選択肢】
① てんかん発作だろうと思って抗てんかん薬を増量する．
② よくわからないが，気にしないように説得する．
③ ちょっと考えてみる．

24時間医学のための基礎知識 その4
夜間の発作性のイベントはてんかん発作かもしれないし，そうでないかもしれない．睡眠中の記憶はあてにならない．

　この問題は原則①「睡眠中の情報は覚えていない．間接証拠で無理なら，直接観察しかない」に立ち返る．基本的に診療は患者や家族の記憶に依存している．そもそも病歴というものの性質を考えれば自明だが，情報がないところで診療方針を考えようということ自体がかなり無謀なことと言わざるをえない．睡眠中にはいろいろなイベントが起きる可能性があって，その診療の難しさは「情報の少なさ」「情報の不正確さ」からきている．すなわち，患者が覚えていないし，家族もあまりよく観察していないのだ．睡眠中の記憶はあてにならないと前述したが，睡眠中は基本的に「記憶できない」から睡眠と言える．睡眠中の何かを覚えているとしたら，「イベントの後で少し覚醒していた」ことを意味する．そのために「問題3」のような患者の訴えがあった場合にその情報を患者本人は覚えている場合も，覚えていない場合もあるので記憶の有無は鑑別診断には役に立たない．ただし，外来ではそれでもある程度のあたりをつけないといけない状況がある．

　ある程度役に立つ情報とは

- 夜間に何回生じるか？　前頭葉てんかん発作の場合は夜間に数回生じている場合が多いので回数が多い場合はよりこの診断に重心を置く．
- 発作の時間帯はいつか？　「寝入りばな」なのか「明け方」なのかを聞く．寝入りばなは Non-REM 睡眠に入るので前頭葉てんかん発作に典型的で，明け方は REM 睡眠なので少し非典型的である．

　そして，もちろんビデオつきの終夜ポリグラフ検査（フル脳波つき）か，持続脳波モニタリングにより直接観察することを目指したいのだが，諸般の事情でできないことも多い．そういう場合は抗てんかん薬を増量して反応をみることもある．ただし，日中の発作がなくて診断がついていない場合は直接観察を目指すしかない．そして，図2 のようにてんかん発作とパラソムニアは原則的に「脳が一部覚醒しているが」「皮質による抑制が効かない」状態という共通項があり，症状が似通ってしまう[6]．ただし，てんかん発作のほうが圧倒的に毎回の発作の症状，持続時間が同じ（これを stereotypic と呼ぶ）ので鑑別の決め手になる．

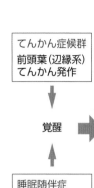

行動

摂食
・歯ぎしり
・口部自動症 (咀嚼, 嚥下, 舌なめずり)

防御, 捕食
・嚙みつき
・歯をカチカチ鳴らす
・顔面と顎のミオクローヌス

感情
・普遍的な表情 (恐怖など),
　意味のよくわからない発声

運動
・ペダルをこぐ動き (仰臥位)
・四つ足歩行 (伏臥位)
・周期的な足の動き
・両手, 両足の動き

生殖活動
・反復性の骨盤の前後運動

図2 てんかん発作とパラソムニアに共通する中枢パターン
発生器を介していると考えられる症状

(Tassinari CA, et al. Neurol Sci. 2005; 26 Suppl 3: s225-32 [6])
より改変)

しかし, これも実際に発作を記録しないと結論が出ない.

章末ポイント ▶▶▶ ここが24時間医学

▶ 基本的に夜間の問題に関する情報は少ない.
▶ そのなかで本人か家族から役に立つ情報を拾い集める.
▶ 最終的にはビデオつきの終夜ポリグラフ検査 (フル脳波つき) か, 持続脳
波モニタリングするしかない.
▶ 睡眠とてんかんの関係は深い. 発作, 薬剤, 睡眠関連疾患を考える.

● 参考文献

1) Badawy RA, Freestone DR, Lai A, et al. Epilepsy: ever-changing states of cortical excitability. Neuroscience. 2012; 222: 89-99.
2) Giorelli AS, Passos P, Carnaval T, et al. Excessive daytime sleepiness and epilepsy: a systematic review. Epilepsy Res Treat. 2013; 2013: 629469.
3) Foley DJ, Monjan AA, Brown SL, et al. Sleep complaints among elderly persons: an epidemiologic study of three communities. Sleep. 1995; 18: 425-32.
4) Hollinger P, Khatami R, Gugger M, et al. Epilepsy and obstructive sleep apnea. Eur Neurol. 2006; 55: 74-9.
5) Malow BA, Weatherwax KJ, Chervin RD, et al. Identification and treatment of obstructive sleep apnea in adults and children with epilepsy: a prospective pilot study. Sleep Med. 2003; 4: 509-15.
6) Tassinari CA, Rubboli G, Gardella E, et al. Central pattern generators for a common semiology in fronto-limbic seizures and in parasomnias. A neuroethologic approach. Neurol Sci. 2005; 26 Suppl 3: s225-32.

（河合　真）

24 時間医学で考える認知症

認知症患者の1日の例

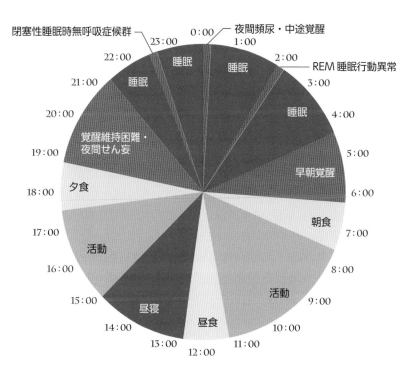

24時間医学の原則

❶ 正常か，異常かは 24 時間のスケジュールで判定する.
❷ その症状を治療するのが困難なら，他のスケジュールにアプローチできないか考える.

認知症の患者さんの家族が「昼間眠ってばかりいます」と言っている．どのように考えるべきか？

【あなたの選択肢】
① 高齢者なのだから昼寝しても別におかしくない．
② あまり本人が困っていなさそうなので様子見でよい．
③ ん，夜の睡眠はどうなっているのかな？

24 時間医学のための基礎知識 その1
高齢者の睡眠を知るべし．

さて，まずこの問題を考える前に冒頭の典型的な認知症患者の1日のスケジュールをみてほしい．確かに昼寝が長いことは問題なのだが，実は灰色の睡眠の部分をみてみると「昼寝が長い」ということと「夜間の睡眠が分断されている」ということの両方に気がつく．自分に当てはめて考えるとわかると思うが，これは表裏一体の問題であってどちらかだけを治療しようとしても徒労に終わることが多い．覚醒しているべきところに睡眠が入り込み，眠っているべきところに覚醒が入り込んでいると考えればよい．認知症では本来区別されるべき睡眠と覚醒の境界が曖昧になってくる．そして，認知症という異常な状態を理解するためには高齢者における生理的な睡眠と覚醒の変化を知っておかねばならない．さらに，「問題1」の選択肢①を考えた場合は，ぜひ以下のことを知っておいてほしい．日常臨床で認知症の患者に接する機会は現代の日本でますます増えていく．それにつれて覚醒と睡眠に関する知識のアップデートも必要になってくる．そして，その知識をどのように目の前の患者の状況に当てはめて最善の診療を行うかが問われてくる．だからこそ「問題1」の選択肢③を是非頭の片隅においてほしい．

「問題1」のように，昼間の眠気というか「長い昼寝」の問題は，本人よりも認知症患者の家族から発せられる．その際に，確かな24時間医学の知識がなければ対処できない．

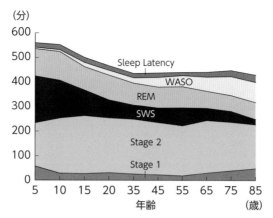

図1 年齢による睡眠の変化

Sleep Latency：睡眠潜時間，WASO：wake after sleep onset，入眠後覚醒時間，REM：REM 睡眠，SWS：徐波睡眠
(Ohayon MM, et al. Sleep. 2004; 27: 1255-73 [1]) より改変)

図1 から高齢者になると wake after sleep onset（WASO）と言って中途覚醒の時間が顕著に増えることがわかる．さらに，SWS（slow wave sleep：徐波睡眠）と呼ばれる Non–REM 睡眠の"深い"眠りが減ってくることがわかる．冒頭の 24 時間スケジュールにおいては中途覚醒が数回認められるが，これが果たして異常か，生理的かを判定するのはかなり難しい．難しいのだが，実は難しいのには理由がある．それは「この部分だけを切り取って判定しようとしているから」なのだ．

　すなわち，中途覚醒があっても，昼間の活動に支障が出ていなければたいして問題にはならない．逆に昼寝を数時間して，その影響で昼間の活動時間が短くなってしまい，ADL が低下するようであれば異常と考えることができる．

　さらに，選択肢の②に関して，老年医学において難しいポイントがここに凝縮されている．すなわち，我々の多くはまだ現役で働いている世代で高齢者になったことがない．なので，自分の経験として高齢者の気持ちになって考えることはできない．だからこそ，データに頼らざるをえない．**図2** のグラフをみてもらいたい．ここでは米国のさまざまな場所で行われた高齢者からの聞き取り調査をまとめている．それによると高齢者では「中途覚醒」に関する訴えが他の睡眠に関連する訴えよりも多いことがわかる．そして，熟眠感の欠如はあまり問題にしていない．実際の臨床でもやはり「本来平和に眠るべき時間」に覚醒していることが辛い，だから睡眠薬を処方してほしいという高齢者は外来でよく遭遇する．

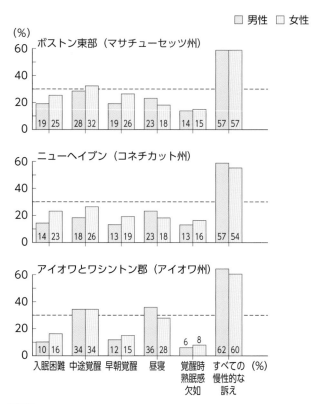

□ 男性　□ 女性

図2 全米の3カ所における慢性的な睡眠に関する訴えの割合
(Foley DJ, et al. Sleep. 1995; 18: 425-32 [2)] より改変)

認知症の患者さんの家族が「夕方から夜にかけておかしな行動をとる」と言っている．どのように考えるべきか？

【あなたの選択肢】
① 認知症の夜間せん妄だなあ，と思って記載する．
② 抗精神病薬を処方する．
③ 睡眠薬を処方する．
④ 昼間できることはないかな？　と考える．

24 時間医学のための基礎知識 その2
夜間せん妄の特効薬

　さて，夜間せん妄ほど厄介なものはない．選択肢①だけで済ますわけにいかないことはわかっていてもなかなか難しいのが現実だ．そして，認知症において介護者の疲弊を引き起こす大きな要素であり，医師ならばよく家族，介護者からの切実な訴えに直面する．さらに，入院したときにも生じることが多く，その場合は医療職のスタッフが疲弊する．そして，主治医としてなんとかしてくれと頼まれるのだが，なかなかうまくいかない．せん妄は過活動型，活動低下型，混合型などと分類されるが，実はさまざまな理由で発生する．抗精神病薬や睡眠薬をはじめさまざまな薬剤が試されているのだが，意識状態をさらに悪くし，最終的に眠るまで行動がコントロールされない状況が続くことも多い．かといって強力な鎮静剤を使えばノックアウトすることはできるのだが，やりすぎると呼吸まで止まってしまい，人工呼吸器による管理が必要になってしまうことがある．

　そこで，24 時間医学的に考えると「覚醒」と「睡眠」の境界が曖昧になっているというベースがあった上で，「薬剤」「痛み」「疾患による苦しさ」などのさまざまな原因が積み重なって覚醒でもない，睡眠でもない「せん妄」という状態になってしまうと考えられる．では，何かできることがないだろうか？

　図3 をみてほしい．Core body temperature（深部体温）は人間の概日リズムに従って変化しているのだが，左の二つのグラフは非常に明快に体温の変化の活動量が相関していることがわかる．右の二つのグラフは夜間せん妄の率が高いグループなのだが，深部体温の変化は不明瞭で，活動量もメリハリがない．24 時間で考えれば「夜間せん妄」があることはその症状が生じる夜間だけではなく 24 時間の行動の問題であることがわかる．

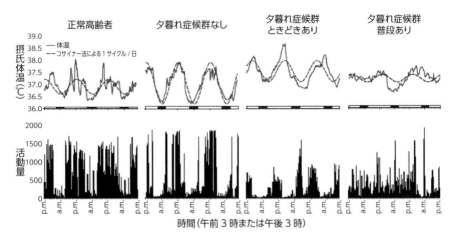

図3 深部体温と活動量の1日の変化

正常高齢者，認知症の患者の3グループ（夕暮れ症候群なし，ときどきあり，普段あり）
〔Volicer L, et al. Am J Psychiatry. 2001; 158: 704-11 [3] より改変．Reprinted with permission from the American Journal of Psychiatry, (Copyright © 2001). American Psychiatric Association. All Rights Reserved.〕

　では，治療はできないだろうか？　そこで，老人用施設入所者への夜間せん妄への治療実験がなされた．光，メラトニンでアプローチを行った **図4** の実験では光とメラトニンの両方で介入した群に活動量の増加がみられる．メラトニンだけでは不十分だった．

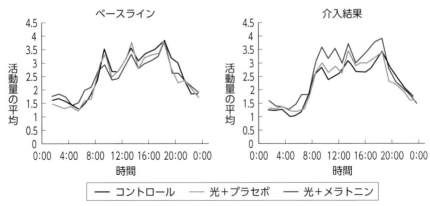

図4 時間による活動量の変化（左: ベースライン，右: 介入後）

(Dowling GA, et al. J Am Geriatr Soc. 2008; 56: 239-46 [4] より改変)

　光で介入した研究では Mishima らが光による介入を行ったところ認知症患者の深部体温リズムの改善が認められて, 行動にもメリハリが出た [5].

　さらに, 昼間の運動を組み合わせると夜間せん妄を低下させることができる報告もある **図5** .

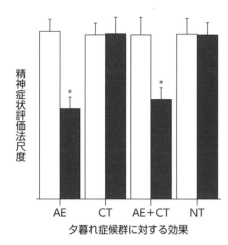

精神症状評価法尺度

AE　　CT　AE+CT　NT

夕暮れ症候群に対する効果

図5

AE と書かれているのはエアロビック運動, CT は認知療法, NT はコントロール群である. 白が介入前, 黒が介入後で夜間せん妄の症状が運動により改善していることがよくわかる.
*介入前後で有意差あり
(Venturelli M, et al. J Alzheimers Dis. 2016; 53: 1631-40 [6] より改変)

　これらのデータは睡眠医学のなかでは別に目新しいものではない. しかしながらメラトニン, 光, 運動を組み合わせて体に最大限の時間の手がかりになる刺激を与えれば, 認知症であってもなんとか睡眠, 覚醒を区別できる可能性があるのだ. このことは 24 時間医学として認知症の夜間せん妄に対しては, いかに昼間の活動するか? で対処すべきであることを意味している. 逆に言えばそこをおろそかにして, いくら薬剤を夜間せん妄に投与しても効果がないことがわかる. だからこそ, 選択肢④をぜひとも考慮してほしいのだ.

認知症の患者さんの家族が「いびきがひどい．呼吸もときどき止まっている」と言っている．どのように考えるべきか？

【あなたの選択肢】
① いびきも人生の一コマだと考え，様子をみる．
② 呼吸が止まっているのだから，入院して様子をみる．
③ 睡眠検査をする．

24 時間医学のための基礎知識 その3
高齢者における睡眠関連疾患はコモン．

　認知症において考えなければならない睡眠関連疾患のなかで，今までの議論からプラスして考えねばならないのは閉塞性睡眠時無呼吸症候群（OSAS）と REM 睡眠行動異常症（rapid eye movement sleep behavior disorder: RBD）である．冒頭の 24 時間スケジュールのグラフから睡眠がいろんな理由で分断されていることがわかる．これが正常な加齢現象か，睡眠関連疾患によるものかは昼間の診察や病歴聴取からでは判断ができない．どうしても終夜睡眠ポリグラフ検査が必要になってくる．

　さて，OSAS がどれほど高齢者で多いかご存じだろうか？ 典型的な OSAS 患者と言えば肥満の中年男性というイメージがあるかもしれない．報告にもよるのだが，60 歳以上の高齢者の 30〜70％に OSAS がある．これらの患者をすべて治療するべきかどうかはわかっておらず，認知症への治療効果もはっきりとはわかっていない．しかしながら，エキスパートオピニオンとして選択肢③は考慮してほしい．実際には患者が拒否したり，どうしても行動のコントロールが難しく実施できないこともある．そして治療としては「とりあえず持続陽圧治療器（CPAP）は試してみる価値はある」と言わざるをえないが，マスクを自分でつけられないなどの問題によく直面する．だからと言って，最初から諦めるのももったいないのだ．また，その上に「夜間の異常行動や，夢をみて暴れている」などの訴えが

JCOPY 498-32888

家族からあれば RBD は考えなければならない．RBD は特にレビー小体型認知症（dementia with Lewy bodies: DLB）と密接な関連がある．RBD があれば逆に DLB の診断を考えなければならないほどだ．さらに，これは REM 睡眠中の暴力や，転落，事故などが問題になる．RBD に関しては詳しくは chapter 10 パーキンソン病で述べるが，本人，そして家族の安全のために治療が必要な疾患である．

章末ポイント ▶▶▶ ここが24時間医学

- ▶ 昼間の眠気だけを単独で考えても解決しない．
- ▶ 夜間の問題行動を単独で考えても解決しない．
- ▶ 高齢者の睡眠覚醒の生理的変化を知らずに認知症患者の行動は理解できない．
- ▶ 睡眠の分断があって昼間に影響がある場合，終夜睡眠ポリグラフ検査で睡眠関連疾患を探すことになる．
- ▶ 認知症の 24 時間スケジュールを考えて臨床に当たれ！

● 参考文献

1) Ohayon MM, Carskadon MA, Guilleminault C, et al. Meta-analysis of quantitative sleep parameters from childhood to old age in healthy individuals: developing normative sleep values across the human lifespan. Sleep. 2004; 27: 1255-73.
2) Foley DJ, Monjan AA, Brown SL, et al. Sleep complaints among elderly persons: an epidemiologic study of three communities. Sleep. 1995; 18: 425-32.
3) Volicer L, Harper DG, Manning BC, et al. Sundowning and circadian rhythms in Alzheimer's disease. Am J Psychiatry. 2001; 158: 704-11.
4) Dowling GA, Burr RL, Van Someren EJ, et al. Melatonin and bright-light treatment for rest-activity disruption in institutionalized patients with Alzheimer's disease. J Am Geriatr Soc. 2008; 56: 239-46.
5) Mishima K, Okawa M, Hozumi S, et al. Supplementary administration of artificial bright light and melatonin as potent treatment for disorganized circadian rest-activity and dysfunctional autonomic and neuroendocrine systems in institutionalized demented elderly persons. Chronobiol Int. 2000; 17: 419-32.
6) Venturelli M, Sollima A, Cè E, et al. Effectiveness of exercise- and cognitive-based treatments on salivary cortisol levels and sundowning syndrome symptoms in patients with Alzheimer's disease. J Alzheimers Dis. 2016; 53: 1631-40.

（河合　真）

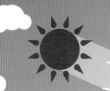

CHAPTER 8

24時間医学で考える脊髄損傷

脊髄損傷患者の1日の例

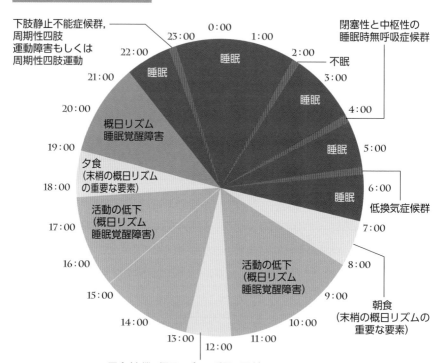

24時間医学の原則

❶ 概日リズムの経路は眼から脊髄を通って松果体に至る.

❷ 末梢と中枢の概日リズムが何を基準に時間を調整するかを知ると介入方法もわかる.

❸ コモンな疾患（閉塞性睡眠時無呼吸症候群）は脊髄損傷でもコモン.

JCOPY 498-32888

脊髄損傷で四肢麻痺の患者さんが「眠れない」と訴えている.

【あなたの選択肢】
① 睡眠薬を処方する.
② 睡眠薬を処方しない.
③ もうちょっと話を聞いてみる.

24 時間医学のための基礎知識 その 1
脊髄損傷において睡眠の問題はコモンだが, 特徴を知る必要がある.

　脊髄損傷の患者の多くに睡眠に関連する問題があると繰り返し報告されている[1]. また脊髄損傷の患者は健常人に比較して, 自覚的な睡眠の質が悪く, いびきをかき, 寝つきが悪く, 中途覚醒が多く, 長時間眠り, 睡眠薬の処方が多いと報告されている[2]. さらにポリソムノグラムを使った研究では, REM 睡眠の持続時間が短くなったり, REM 睡眠に入るまでの時間 (REM 睡眠潜時) が延長することが知られている[3].

　ここで強調しておきたいことがある.「眠れない」という症状は不眠症に必須の症状だが,「眠れない」からと言ってすべてが不眠症とは限らない. 不眠症は基本的に多要因である. 痛みや不快感といった身体的な問題から, ストレスやうつなどの精神疾患, さらに下肢静止不能症候群 (restless legs syndrome: RLS) などの睡眠関連疾患などを要因の一つとして考えて治療方法を模索する. それは治療を念頭に, 異なる要因に異なるアプローチをしていくからである. 要因によって優先したり, 後回しにしたりしてなんとか改善するように持っていくことが根気のいる不眠症の治療の本道であり認知行動療法の基本だ 図1 .「眠れない→ (アセスメントをすっ飛ばして) →睡眠薬処方」では, 要因を放置したままなので, 睡眠薬に対する耐性ができたときに次の一手がどんどんなくなってい

く．特に不眠症の要因の分析における process C（C: circadian rhythm，概日リズム），process S（S: sleep drive，睡眠の恒常性）という考え方は知っておきたい．Process C とは，概日リズムの前進や後退があると一般的な就寝時刻や起床時刻と自分のリズムが合わないので「（一般的な）就寝時刻には眠れない」ことを評価の1項目として考慮することだ．さらに process S は「最後に起床したときから徐々に眠気（sleep drive）がたまっていく」システムで，その蓄積を低下させるようなこと（昼寝など）がないかを考えることだ．

　このような枠組みのなかで脊髄損傷に特異的な要因があるか？ を考えてみる．まずは process C，すなわち概日リズムに特異的な問題がある．これを理解するのには **図2** のように網膜から視交叉上核を経て松果体へのメラトニン分泌の

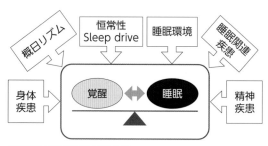

図1 不眠症の要因分析

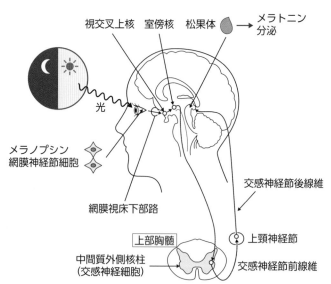

図2 光と中枢概日リズムの仕組み

JCOPY 498-32888

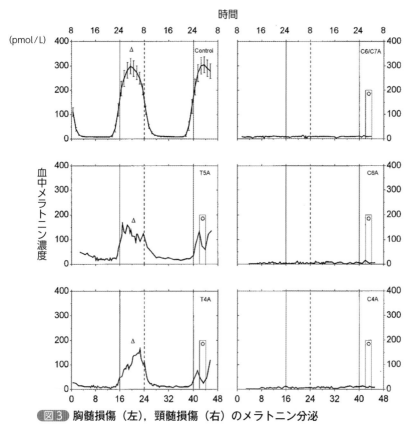

図3 胸髄損傷（左），頸髄損傷（右）のメラトニン分泌

本来あるべき夜間の分泌がまったくなされていないことがわかる．
（Zeitzer JM, et al. J Clin Endocrinol Metab. 2000; 85: 2189-96 [4]より許諾を得て転載）

経路を知っておく必要がある．

　網膜から入った光の信号が，わざわざ上部胸髄まで下行してから交感神経を通って松果体に到達する．そのために頸髄を損傷するとこの経路が寸断されてしまう **図3** [4]．そこで，メラトニン（2mg）を用いた小規模な介入研究（n＝6）を行った結果，時計遺伝子の発現が正常化されるという報告がある [5]．しかしながら，ラメルテオンというメラトニン受容体作動薬を用いた介入研究（n＝8）では睡眠に関する自覚症状の改善は認められなかった [6]．医学においてこういう「何かが足りないことが明らかな場合に外から補う治療」は効果が期待できるのだが，現時点でのデータではそのような結果は出ていない．では，頸髄損傷でメラトニン分泌経路が遮断されたら，人は概日リズムがまったくなくなってしまう

のだろうか？

　実は，メラトニン分泌は概日リズムにおいて中枢のリズムとして重要なのだが，概日リズムはこの中枢のリズムにだけ依存しているわけではない．実は，概日リズムを司るメカニズムには中枢と末梢のリズムの二つがあることを知る必要がある．実は頸髄損傷で異常をきたすのは中枢の概日リズムだけで，すべての細胞レベルに存在する末梢のリズムは保存されている．細胞レベルの末梢リズムは2017年にノーベル賞を受賞したHall，Rosbash，とYoungの研究で証明された．非常に美しいフィードバックループを描いており 図4，専門，非専門にかかわらずぜひ知っておいてもらいたい．そして，この末梢のリズムは頸髄損傷においてもリズムを約24時間で刻み続けている．この約24時間というのがミソで，これは放っておくと少しずつずれてしまうのだ．そして，中枢のリズムはどちらかと言うと「ちょっとずつずれる体内時計を外界に合わせる（entrainment）」システムなので，これがなくてもある程度なんとかなってしまう．一方で頸髄損傷による四肢麻痺の患者ではREM睡眠のタイミングが遅れる[3]，夜型になりやすいなどと報告されているが，これは後述する閉塞性睡眠時無呼吸症候群（OSAS）が頸髄損傷で有意に多いために，果たして中枢リズムが失われたことによる影響なのか，OSASの影響なのかは，はっきりとしていない．ちなみに，OSASはREM睡眠のタイミングを遅らせることはよく知られている（OSASによってNon–REM睡眠の時点で睡眠が安定しないとREM睡眠には移行しにくい）．では，この状況で我々に何ができるだろうか？　私が現時点でエキスパートオピニオンとして，

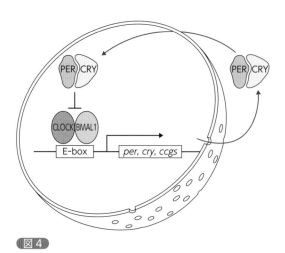

図4

(Crane BR. Science. 2012; 337: 165-6 [7] より改変)

お勧めするのは末梢概日リズムを整えることだ．すなわち，食事と活動による深部体温のメリハリをつけることになる．これによって身体に時刻の指標を与えることができる．

患者：「昼間眠くて仕方ありません.」

【あなたの選択肢】
① 昼寝を推奨する.
② OSAS を考えて簡易検査をオーダーする.
③ ポリソムノグラムをオーダーする. 勤務している病院になければ，睡眠診療で評判のよい別の病院に頼む.
④ もう少し情報を聞いてみる.

24 時間医学のための基礎知識 その2
脊髄損傷における睡眠の問題は多要因だと考えて対処すべき.

　この場合とりあえず選択肢③へ突き進むことになる．脊髄損傷においても睡眠時無呼吸症候群は避けては通れない．しかも，閉塞性も中枢性も生じる可能性がある．では，脊髄損傷で睡眠時無呼吸症候群が疑われる場合どのような検査をすればよいだろうか？ 大きく分けてポリソムノグラムか？ 簡易検査か？ の判断をする必要がある．ここで思い出してほしいのは簡易検査というのは「こりゃ，間違いなく OSAS あるやろ！（それ以外はなさそう）」という検査前確率が高い患者（たとえば，大きないびきをかく肥満の中年男性）の診断を確認するためにあるような検査であることを重々承知しておかねばならない．そのため，脊髄損傷がある患者で，OSAS 以外にも中枢性睡眠時無呼吸症候群（CSAS）が疑われるような場合は簡易検査ではなく，ポリソムノグラムを行う必要がある．もちろ

71

ん，順番に簡易検査をやってからポリソムノグラムをやってもいいとは思うが，二度手間になる．そして，CSAS の判定は経験豊富な睡眠検査室でないと信頼できないので，本格的に睡眠医学の診療を行っている睡眠医学センターで診療をしてもらうほうがよい．

　診断もさることながら，OSAS と CSAS では治療方法も異なる．陽圧呼吸器（positive air pressure: PAP）を用いるのだが，機械の種類が変わってくる．OSAS における持続陽圧治療器（CPAP）は人工呼吸器というよりも，「上気道を陽圧で安定させる」機械と考えるほうが正しい．しかし，CSAS になると機械が「患者の代わりに呼吸をコントロールする」ので人工呼吸器の色合いが強くなる．Bilevel PAP に ST モードがついたものや，adaptive servoventilator などのモードが搭載された機械を用いることになる．高価で特殊な機械なので調整の経験が豊富な睡眠専門医がいる施設で診療しなければならない．

24 時間医学のための基礎知識 その3
コモンな問題のあとは
脊髄損傷に特異的な問題にフォーカスする．

　選択肢④も当然正しい．特に脊髄損傷における RLS の頻度は 17.9〜100％と高い [8, 9]．RLS は入眠困難を引き起こし昼間の眠気の一因になる．
　また，RLS に関連が指摘される周期性四肢運動（periodic limb movements: PLMS）もコントロール群に比較して高いと報告されている [9]．ここで基本的だが重要なことを述べておく．RLS は症候群として自覚症状をもとに臨床的に診断をつける．すなわち，「覚醒時」に症状がある睡眠関連疾患である．一方で PLMS はポリソムノグラム上の所見であって，「睡眠時」の現象である．ややこしいことに RLS の患者でポリソムノグラムを行うと PLMS の頻度が高いことは知られている [10]．これらに対する治療方法は通常ガバペンチンなどの「神経の興奮を少し低下させるような薬剤」か，RLS に用いる「ドパミン受容体アゴニスト」を用いる．脊髄損傷に合併する RLS に対してもドパミン受容体アゴニストは効果があるとの報告がある [8]．ただし，この薬剤は高用量では augmentation（薬剤を投与することにより症状の出現する時間が早くなってしまうこと）や rebound（夜の症状を抑制したら昼間に症状が出てしまうこと）が生じることがわかっているので，治療経験の豊富な睡眠専門医が診療にあたるべきなのだ

JCOPY 498-32888

が, なかなかそういう専門医も少なく難しい. 特に神経内科医はパーキンソン病などの治療でドパミン受容体アゴニストの使用経験があるので RLS も治療できるような錯覚に陥ることがあるが, まったく異なる病態であることを認識しておかねばならない. まず, 用量が RLS では圧倒的に少ない. パーキンソン病で使うような量を用いることはない. 実は RLS では「脳におけるドパミンの欠乏」は認められないからだ. ではなぜドパミン受容体アゴニストが効果があるのか? RLS においてはドパミンの日内変動が異常であるようなことも指摘されているが, よくわかっていない. 24 時間貼付するパッチのような剤形だと副作用が少なかったりする. これが RLS の非常に不思議なところなのだが, ドパミンの欠乏が明らかなパーキンソン病とはもともとの病態生理が異なるので用量が異なるのは当然であろう.

さらに, PLMS は OSAS などに伴って生じることが知られており, とりあえず OSAS と PLMS が存在する場合は OSAS の治療を優先させる. 他の睡眠関連疾患がなく, PLMS が睡眠の分断を引き起こして不眠や日中の眠気を引き起こしていると考えられるときは, 周期性四肢運動障害 (periodic limb movement disorder: PLMD) と呼ぶ[11]のだが, なかなかこの「PLMS が単独で PLMD を引き起こしている」ことの証明は難しい. ここも睡眠専門医の判断を仰ぐべきだと言っておく (注: このようなかなり高度な質問に答えてくれる睡眠専門医は少ないが, 日本臨床睡眠医学会ではそのような睡眠専門医の育成と教育を目指している. 興味があれば是非学会に参加してみてほしい. http://www.ismsj.org/).

章末ポイント ▷▷▷ ここが24時間医学

- ▶ 中枢の概日リズムは遮断されている可能性があっても, 概日リズム全体の仕組みを知って昼間と夜間の問題に対処すべし.
- ▶ 睡眠時無呼吸症候群は閉塞性だけではない. 中枢性も低換気症候群も忘れない.
- ▶ 下肢静止不能症候群は治療可能でコモンな疾患.

● 参考文献

1) Sankari A, Badr MS, Martin JL, et al. Impact of spinal cord injury on sleep: current perspectives. Nat Sci Sleep. 2019; 11: 219.

2) Biering-Sørensen F, Biering-Sørensen M. Sleep disturbances in the spinal cord injured: an epidemiological questionnaire investigation, including a normal population. Spinal Cord. 2001; 39: 505-13.

3) Berlowitz DJ, Spong J, Gordon I, et al. Relationships between objective sleep indices and symptoms in a community sample of people with tetraplegia. Arch Phys Med Rehabil. 2012; 93: 1246-52.

4) Zeitzer JM, Ayas NT, Shea SA, et al. Absence of detectable melatonin and pre-servation of cortisol and thyrotropin rhythms in tetraplegia. J Clin Endocrinol Metab. 2000; 85: 2189-96.

5) Kostovski E, Frigato E, Savikj M, et al. Normalization of disrupted clock gene expression in males with tetraplegia: a crossover randomized placebo-controlled trial of melatonin supplementation. Spinal Cord. 2018; 56: 1076-83.

6) Zeitzer JM, Ku B, Ota D, et al. Randomized controlled trial of pharmacological replacement of melatonin for sleep disruption in individuals with tetraplegia. J Spinal Cord Med. 2014; 37: 46-53.

7) Crane BR. Nature's intricate clockwork. Science. 2012; 337: 165-6.

8) Kumru H, Vidal J, Benito J, et al. Restless leg syndrome in patients with spinal cord injury. Parkinsonism Relat Disord. 2015; 21: 1461-4.

9) Telles SC, Alves RC, Chadi G. Periodic limb movements during sleep and restless legs syndrome in patients with ASIA A spinal cord injury. J Neurol Sci. 2011; 303: 119-23.

10) Montplaisir J, Boucher S, Poirier G, et al. Clinical, polysomnographic, and genetic characteristics of restless legs syndrome: a study of 133 patients diagnosed with new standard criteria. Movement Disorders. 1997; 12: 61-5.

11) Hornyak M, Feige B, Riemann D, et al. Periodic leg movements in sleep and periodic limb movement disorder: prevalence, clinical significance and treatment. Sleep Med Rev. 2006; 10: 169-77.

（河合　真）

CHAPTER 9

24 時間医学で考える頭痛

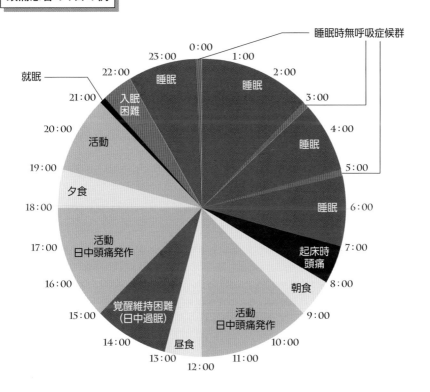

頭痛患者の1日の例

24時間医学の原則

❶ 症状の 24 時間の経過をみることで原因がみえてくる.

❷ 頭痛日記や睡眠日記など,患者との協力で詳細な 24 時間経過がみえてくる.

40歳代の女性．慢性の頭痛持ちだが，この数カ月，
毎朝明け方に強い頭痛があり通勤に困難をきたして
いるということで来院した．神経所見は特に問題は
なさそう．本人も普段の慢性頭痛と同じ痛みだが，
頻度が増えてきていると言う．

【あなたの選択肢】
① 頭部 CT を撮影する．
② 頭痛薬を処方する．
③ 1 日の頭痛と睡眠について聴取を行う．

24 時間医学のための基礎知識 その1
頭痛日記，睡眠日記を使い，
頭痛の概日リズムを知る．

　まずは，　図1　をみてほしい．この図は慢性頭痛の患者の 1 日の頭痛の変動
を示したものである．A は早朝ピークパターン，B は早朝と午後の二相性パター
ン，C は午後ピークパターンである．頭痛の患者を診るときは，その頭痛の 24
時間でのパターンを知ることが非常に大切になる．いつ頭痛が多いのか，朝なの
か，昼なのか，寝る前なのか，ぜひ質問しよう．
　頭痛が 24 時間で変動することについては，さまざまな説がこれまでも考えら
れている．1992 年に Solomon らは片頭痛が午前 6 時から正午にみられやすい
ことは，心筋梗塞のパターンと共通点があると指摘し，血小板の過凝固によるセ
ロトニンの増大が血管収縮を惹起しているという仮説を述べている．セロトニン
分泌の影響は三叉神経に及び，それにより片頭痛が起こるとしている[1]．また，
24 時間で分泌量が変動するためコルチゾールや副腎皮質刺激ホルモン（ACTH）
などが影響しているという説もある．ある研究では，片頭痛を持つ患者群では血
中コルチゾールの値にコントロール群（非頭痛群）と比べ顕著にばらつきがある
ということが報告されている[2]．ただし，頭痛とコルチゾールの値との直接的な
因果関係は認められなかった．もう一つの仮説は，視床下部のホルモン分泌異常

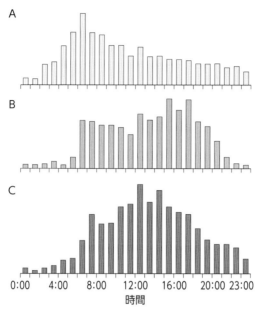

図1 頭痛の概日リズムパターン

縦軸に頭痛の頻度，横軸に 1 日の時間を示す．
A）早朝ピークパターン，B）早朝と午後の二相性パターン，
C）午後ピークパターン．
(Alstadhaug K, et al. Headache. 2007; 47: 1184-8 [5])
より改変）

である [3]．視床下部には視交叉上核と呼ばれる概日リズムをつかさどる領域がある．メラトニンの分泌のリズムが片頭痛患者では遅れがあること，また血中メラトニン値がコントロール群に比べて低値であること，そしてセロトニンの分泌異常が片頭痛に関連している可能性などがその根拠となっている．そのため，片頭痛患者では，概日リズムの変化に適応する機能が弱っているのではないかと考えられている．また，片頭痛患者の睡眠時の脳波をみると，徐波と REM 睡眠の時間の低下を認め，脳幹を中心とした睡眠ステージのコントロール機能の低下も関連していると考えられている．

　睡眠と頭痛の関係については，**図2** をみてほしい．これは早朝ピークパターン頭痛が前日の不眠に関連していることを示したものである．感覚的にも合点がいくと思われるが，寝れなかった翌日は朝から頭痛が出るのだ．また前日の睡眠だけでなく，慢性の睡眠不足も頭痛の増悪に影響する．普段から睡眠不足（6 時間以内）をきたしている群は散発性よりも慢性の頭痛をきたしやすいということ

77

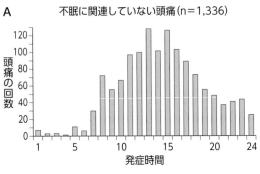

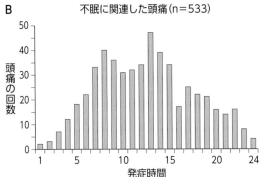

（図2） **不眠の有無による頭痛発生のタイミング**

A）不眠に関連していない頭痛のタイミング，B）不眠と関連した頭痛のタイミング.
（Alstadhaug K, et al. Headache. 2007; 47: 1184-8 [5]）より改変）

がわかっている [4]）.

　さらに，本患者のように慢性の頭痛が急に増悪した場合，睡眠の変化，生活環境の変化などを詳細に問診していくことが不必要な治療や検査を減らすことにつながる．特に，社会的なストレスが与える睡眠への影響や頭痛そのものへの影響も見逃してはいけない点である．たとえば，小児の片頭痛患者を対象とした研究では秋（米国の学校は夏から始まる）に片頭痛の患者の入院が増えることもわかっている．また，午後に起こる頭痛は早朝に起こる頭痛と異なり，日中の生活からのストレスが関連していると考えられている．

　そこで，1日24時間での変動と週・月単位での病態の把握のための手法として，頭痛日記，睡眠日記を患者につけてもらうことを勧める．頭痛日記には，頭痛の起こった時間や発症様式（突然，緩徐など），持続時間，痛みのタイプと程度，

誘因因子などを記載してもらう．睡眠日記には，24時間のサイクルのうち寝る直前の活動，眠りに落ちるまでの時間，夜間覚醒の回数，夜間の不随意運動や呼吸器症状，日中の眠気などを記録してもらう．この情報をもとに診断や検査の方向性をつけることが大切である．

日常臨床での問題2 同じ患者さんが頭痛日記，睡眠日記をつけて外来に再受診した．睡眠日記をみると，夜間に何度も起きてしまうようだ．

【あなたの選択肢】
① ポリソムノグラムの検査を行う．
② 睡眠薬を処方する．
③ 精神科を紹介する．

24時間医学のための基礎知識 その2
頭痛と睡眠の両方を治せ．

　結論から言うと，ぜひポリソムノグラムの検査を行いたいところである．先にも触れた通り，頭痛と睡眠には強い関係性がある．ステップ バイ ステップの頭痛と睡眠に対するアプローチをRainsらは論じているが，これは筆者も同意するところである[6]．
ステップ1　まずは頭痛のタイプを把握すること．睡眠が関連する頭痛の種類には，片頭痛，群発性頭痛，緊張性頭痛，睡眠時無呼吸症候群（SAS）に関連した頭痛などがある．頭痛のタイプや持続時間，合併症状などの問診がカギになる．たとえば，片頭痛であれば吐き気や嘔吐，光・音過敏などがみられる．また，群発性頭痛であれば，片側性頭痛で，流涙，結膜充血，縮瞳などの自律神経の症状も伴い，15分から180分ほど続く．緊張性頭痛では，重い押しつけられるような痛みが，半月から3カ月以上にわたって続く．SASに関連した頭痛の場合は，起床時にみられ，基本的には30分以内に収まることが多い．

表1 STOP-BANG スクリーニングツール

Snoring（いびき）：大きないびきがあるか	はい/いいえ
Tired（疲れ）：日中に疲れや眠気があるか	はい/いいえ
Observed apnea（無呼吸）：睡眠時の無呼吸を誰かがみたことがあるか	はい/いいえ
Blood pressure（血圧）：高血圧症の診断があるか	はい/いいえ
Age（年齢）：年齢は50歳以上か	はい/いいえ
Neck circumference（首回りの長さ）：首回りは40cm以上あるか	はい/いいえ
Gender（性別）：男性か	はい/いいえ

(Farney RJ, et al. J Clin Sleep Med. 2011; 7: 459-65B [11]) より作成)

ステップ2 睡眠の聴取を行うこと．聴取する内容としては，就寝時間と起床時間，寝る環境，うまく就寝できているか，夜間の症状〔夜間覚醒，夜間尿，下肢静止不能症候群（RLS）など〕，日中の眠気など．

ステップ3 SASのスクリーニング．特に，本症例のように慢性の片頭痛が増悪した場合や，緊張性頭痛がみられる場合はSASのリスクが高く，問診によるスクリーニングは必須である．片頭痛の患者は同性，同年齢の健康成人にくらべ，2～8倍の確率でSASを合併するとする研究もある[6, 7]．STOP-BANG（S: Snoring, T: Tired, O: Observed, P: Pressure, B: BMI, A: Age, N: Neck size, G: Gender）と呼ばれるスクリーニングツールが使われることが多い **表1**．表に示した7つの質問のうち3つ以上に当てはまった場合，SASの可能性が高いと考えられる．ただし，このスクリーニングで漏れる場合が十分にあるので検査の閾値は低めにする必要があるだろう．

ステップ4 合併する精神症状のスクリーニング．頭痛の患者には，うつ病や不安障害などを合併することが多く，それがさらに不眠につながり頭痛を増悪するというサイクルがみられることがある．気分の落ち込みなどの精神状態の変化についての問診が大切になる．

ステップ5 頭痛の誘因因子をスクリーニング．患者によって，頭痛の誘発因子は異なる．強いにおいや明るい光，騒音などがあり，頭痛日記が役立つところである．

　さて，以上のステップを踏まえた問診を行い頭痛と睡眠の状態を把握し，治療を行う．ここで大切なのは，頭痛だけではなく，睡眠への治療も必要だということである．たとえば，SASがポリソムノグラムでみつかった場合は，持続陽圧治療器（CPAP）の導入はぜひとも始めたい．SASを合併した慢性片頭痛の患者

では78%がCPAPにより頭痛の改善がみられたという報告がある[8]. また, 群発性頭痛とSASの両者を合併した患者にてCPAPの導入が頭痛の改善に大きく貢献したという報告もある[9]. その他, CPAP以外にも認知行動療法による睡眠への介入も有効な治療法だろう. 2016年の研究では, 認知行動療法による睡眠改善が頭痛の頻度の減少をもたらしたと報告されている[10]. 行われた認知行動療法とは, ① 眠くなったとき, あるいは決まった就寝時間にベッドに向かう, ② もし20分経っても眠れなければ起きて, 眠くなったときのみベッドに戻る, ③ ベッドルームは睡眠と性行為のみの使用とする, ④ アラームを設定し常に同じ時間に起きる, ⑤ ベッドにいる時間を睡眠時間＋30分以内とする, といったものである. これらのきまりを作り, それを被験者に順守させることにより, 60%の頭痛の頻度の改善がみられたとされている (ただし, サンプル数が小さい研究ではある).

　これらの結果からわかることは, 頭痛診療において大切なことは頭痛だけではなく, 不眠の治療もセットで行う必要があるということである. ぜひ, 頭痛日記, 睡眠日記を始めてみよう.

章末ポイント ▶▶▶ ここが24時間医学

▶ 頭痛の診察では24時間を意識した病歴聴取が重要である. 睡眠が頭痛に与える影響を意識すべし.
▶ 頭痛日記だけでなく, 一緒に睡眠日記もつけることが診察の大きな補助になる.

● 参考文献
1) Solomon GD. Circadian rhythms and migraine. Cleve Clin J Med. 1992; 59: 326-9.
2) Fox AW, Davis RL. Migraine chronobiology. Headache. 1998; 38: 436-41.
3) Peres MF, Sanchez del Rio M, Seabra ML, et al. Hypothalamic involvement in chronic migraine. J Neurol Neurosurg Psychiatry. 2001; 71: 747-51.
4) Kelman L, Rains JC. Headache and sleep: examination of sleep patterns and complaints in a large clinical sample of migraineurs. Headache. 2005; 45: 904-10.
5) Alstadhaug K, Salvesen R, Bekkelund S. Insomnia and circadian variation of

attacks in episodic migraine. Headache. 2007; 47: 1184-8.

6) Rains JC, Poceta JS. Sleep-related headaches. Neurol Clin. 2012; 30: 1285-98.

7) Yin JH, Chen SY, Lin CC, et al. Increased risk of sleep apnoea among primary headache disorders: a nationwide population-based longitudinal study. Postgrad Med J. 2019; 95: 72-7.

8) Johnson KG, Ziemba AM, Garb JL. Improvement in headaches with continuous positive airway pressure for obstructive sleep apnea: a retrospective analysis. Headache. 2013; 53: 333-43.

9) Nath Zallek S, Chervin RD. Improvement in cluster headache after treatment for obstructive sleep apnea. Sleep Med. 2000; 1: 135-8.

10) Smitherman TA, Walters AB, Davis RE, et al. Randomized controlled pilot trial of behavioral insomnia treatment for chronic migraine with comorbid insomnia. Headache. 2016; 56: 276-91.

11) Farney RJ, Walker BS, Farney RM, et al. The STOP-Bang equivalent model and prediction of severity of obstructive sleep apnea: relation to polysomnographic measurements of the apnea/hypopnea index. J Clin Sleep Med. 2011; 7: 459-65B.

(原田陽平)

JCOPY 498-32888

CHAPTER

10

24 時間医学で考えるパーキンソン病

パーキンソン病患者の1日の例

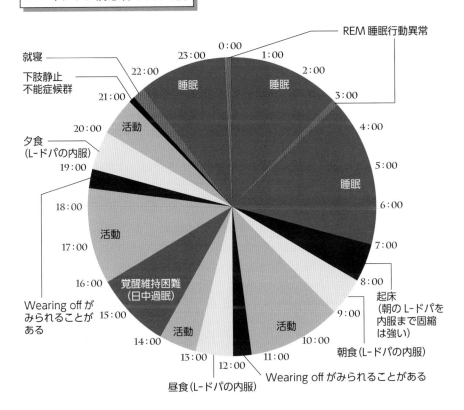

24時間医学の原則

診断のヒントは自宅での夜間の様子にあることも．詳細な病歴聴取と患者家族との協力が肝心．

JCOPY 498-32888

60 歳代の男性．一緒の部屋で寝ている妻が，彼が夜間に大きな声を出したり，手を振り回すなどの異常行動がみられることを心配し受診．妻の腕にはあざがあり，彼に殴られた跡だと言う．

【あなたの選択肢】
① 夫婦間の関係についてより詳しく聞く．
② 精神科の受診を勧める．
③ ポリソムノグラムの検査を行う．

24 時間医学のための基礎知識 その①
パーキンソン病の夜間症状を知る．

　この妻の話を聞いて何が頭に浮かぶだろうか．一部の勘のよい読者は気づいたと思うが，これは典型的な，REM 睡眠行動異常症（RBD）と呼ばれる疾患を想起させるストーリーである．この疾患では，REM 睡眠中に筋弛緩が起こらず（rapid eye movement sleep without atonia: RSWA），夢の内容に従って時折暴力的な動作が認められる[1]．夢の内容には，何かに追いかけられたり，何かに襲われたりなどの恐怖を伴うものをみていることが多く，そのなかで走ったり，殴ったり，蹴ったりした動きが就眠中にみられるのである（夢の行動化）．

　では，RBD とはいったい何が原因なのだろうか．実は RBD はシヌクレイノパチー（シヌクレインが認められる疾患，たとえばパーキンソン病，多系統萎縮症，レビー小体型認知症など）と強い関連性があることがわかっている．そして，この病態はシヌクレイノパチーの症候発現の前駆段階に認められることが多く，15〜35％の患者が 2〜3 年，41〜90％の患者が 12〜25 年の間にシヌクレイノパチーに phenoconversion するとされている[2]．すべての患者がシヌクレイノパチーをきたすわけではないが，特に歩行障害，嗅覚障害，便秘などの症状を伴っている場合にその可能性が高まることが知られている．また，発症年齢も原因疾患の同定に関して重要であり，50 歳以上であればシヌクレイノパチーの可能性が高まり，50 歳未満であればそれ以外の疾患の可能性も検討する必要があ

JCOPY 498-32888

る．具体的には，ナルコレプシー，自己免疫性疾患（CASPR-2 や LGI-1 など），傍腫瘍症候群などである．その他，抗うつ薬の使用との関連も指摘されており，まだ因果関係は不明な点も多いがその使用歴の聴取は行いたいところである．ところで，このようなシヌクレイノパチーの前駆症状としてはその他に何を思いつくだろうか？

そう，嗅覚障害である．嗅覚障害の診察は毎日の神経診察で行うことが少なく，診察室で簡便に行える方法については知っておきたい．問診として大切なことは，患者自身の自覚的な嗅覚の変化である．多くの場合，嗅覚と味覚が混乱している場合があり，具体的な例をあげるとよい（炊けたご飯のにおい，カレーのにおい，生ごみのにおい，香水のにおいなど）．筆者の経験では，ガスを消し忘れ煙が家に立ち込め，火災報知器がなったときに，焦げたにおいを感じないことに気づいたという患者もいた．耳鼻科で行われるさまざまな嗅覚機能検査の前に，診察室で行う簡単な検査として，筆者はコーヒーなどのにおいをかいでもらうことが多い．

では，RBD の診断についてである．診断は，臨床診断とポリソムノグラムによる検査をもとにつけられる．前述のように，臨床所見としては，夢の内容に沿った形で就眠中の動作や発声が繰り返しみられることが特徴である．これには，本症例の妻のように一緒に寝室にいる人からの病歴の聴取，あるいはビデオカメラでの撮影が助けになる．最近ではスマートフォンで気軽に撮影してくれることが多いので，「実は撮影したものが……」と切り出してきたときは時間の許す限り必ずみるようにするべきである．また，行動異常のエピソードから覚めたときに見当識がはっきりしていたり，夢の内容をはっきり覚えていることが多く，1 時間半〜2 時間ほどの周期（REM 睡眠の周期）で繰り返される．ポリソムノグラムを行うと，さらにそれが REM 睡眠中に起きていることを客観的に同定することだけでなく，RSWA がポリソムノグラムにて認められることも診断に役立つ．このときの動きによっては四肢の筋電図でないと記録されないこともあり，RBD を疑うときのポリソムノグラムをオーダーする際には四肢の筋電図を追加する．さらに，睡眠時のてんかん発作との鑑別が必要になるのでフルの脳波を装着することが勧められる．このレベルのポリソムノグラムをきちんと施行して診断をするには睡眠医学を包括的に学んだ睡眠専門医と睡眠検査技師が必要なので，可能であればそのような施設で検査を行う必要がある．ポリソムノグラムの検査の前には問診によるスクリーニングを行うこともできる．これは REM sleep behavior disorder screening questionnaire と呼ばれ，感度96%，特異

度 56％とされている 表1 3).

　さらに，ベッドパートナーがいない場合や，夢を覚えていない場合，自覚症状がない場合は，日中の外来で RBD の診断をつけることは難しい．しかしながら，偶然他の理由でポリソムノグラムを行うと（たとえば，睡眠時無呼吸症候群を疑って行う場合など）RSWA が所見として得られることがあり，それがその後の RBD やシヌクレイノパチーの診断に結びつくこともある．

表1 REM sleep behavior disorder screening questionnaire

ときどき，非常に鮮明な夢をみる	はい・いいえ
夢は多くの場合，活動的で動きを伴う内容である	はい・いいえ
夢の内容は夜間の行動と一致している	はい・いいえ
手足が就眠中に動いているという自覚がある	はい・いいえ
就眠中の動きにより，パートナーや自分自身を傷つけたことがある	はい・いいえ
以下のことを経験したことがある 　1．大きな声でしゃべる，叫ぶ，何かに誓う，笑う 　2．戦っているかのような急な手足の動きをする 　3．就眠中に行う必要のない動きをする（例：敬礼するふり，蚊を叩くふり，ベッドから落ちるなど） 　4．ものがベッド周辺に落ちている（例：電球，本，コップなど）	はい・いいえ はい・いいえ はい・いいえ はい・いいえ
就眠中の動きで起きたことがある	はい・いいえ
起きた後，夢の内容をよく覚えている	はい・いいえ
眠りがよく妨げられ，中断される	はい・いいえ
何らかの神経系疾患の診断がある	はい・いいえ

「はい」で1ポイント．5ポイント以上で陽性
(Stiasny-Kolster K, et al. Movement Disorders. 2007; 22: 2386-93 3) より作成)

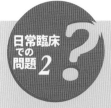

一緒にやってきた妻が患者さんの夜間の様子をビデオでみせてくれた. 明らかに RBD のようにみえる. どのような治療が有効だろうか？

【あなたの選択肢】
① 夫婦別室とし, 患者さんは一人で寝てもらうことにする.
② メラトニンを処方する.
③ クロナゼパムを処方する.

24 時間医学のための基礎知識 その2
パーキンソン病は日中の運動症状だけではない. 就眠中に症状を認めることもある.

　さて, RBD の治療法である. 日本神経内科学会の 2018 年ガイドライン[4]では, クロナゼパムの使用が推奨されている[4]. 大規模症例対照研究では 87〜90％の患者で RBD の改善が認められると言われている. その一方で, クロナゼパムは RSWA の頻度を減らさないという報告もあり, さらに SAS を合併している場合はその増悪をきたしうる点, 過鎮静になりうる点, 高齢者での転倒のリスクなどがあり慎重な使用が求められている. そのため, 日本ではまだ保険適用外であるため, 参考ではあるが, 筆者の施設（米国内）では, メラトニンが第一選択となっている. メラトニンは, REM 睡眠時の筋弛緩を誘因する作用もあるとされ, 副作用も少ないためである.

　また, ベッド環境の整備も重要である. たとえば, 高さのあるベッドを敷布団に替えることで転落のリスクを防ぐ, 角の尖った家具などを寝室に置かないようにする, 患者を一人で寝かせるようにするなどである. RBD に関連した慢性硬膜下血腫の報告もあり, 転落や外傷による大きな事故につながる可能性を十分に説明し, 患者と家族の理解を得る必要がある. その他に, SAS を合併している場合は, 持続陽圧治療器（CPAP）の導入が RBD の改善につながったという報告もある.

さて，先にRBDはパーキンソン病の前駆症状となりうることに触れたが，ここで覚えておいてほしいことの一つはパーキンソン病は振戦，筋強剛，姿勢維持困難，動作緩慢などの運動症状だけが臨床症候ではないという点である．昨今注目されている非運動症状には 表2 にまとめたように前駆症状を含めたさまざまなパターンがあり，それぞれに応じた対処が必要である．特に睡眠に関連した症状も多く，今回のRBDだけでなく，たとえば不眠，日中の眠気，突発睡眠，下肢静止不能症候群（RLS），周期性四肢運動（PLMS）などがある．特に日中過眠や突発睡眠はパーキンソン治療薬（ドパミン受容体アゴニスト）によって増悪するため，認められた場合は治療薬の変更を検討するべきである．さらに，夜間に口腔内分泌物が嚥下されないために朝起きると枕が濡れているといった訴えもしばしば認められる．このように，夜間の症状や睡眠に関する症状がパーキンソン病の診断のヒントになり，あるいはこういった症状が大きく患者のQOLに影響していることがあるため，積極的に問診によるスクリーニングを行うことが大切である．多くの場合，患者や家族もこれらがパーキンソン病の一部であると気づいていないことがあるためである．

表2 パーキンソン病の非運動症状

非運動前駆症状	REM睡眠行動異常症（RBD） 嗅覚障害 便秘
精神症状	うつ病 不安障害 衝動制御障害 アパシー
睡眠関連疾患	不眠 日中過眠 突発睡眠 周期性四肢運動（PLMS） 鮮明な夢 下肢静止不能症候群（RLS）
自律神経障害	便秘 神経因性膀胱 起立性低血圧 口腔内分泌物増加 発汗異常
感覚異常	嗅覚障害 しびれ 痛み

JCOPY 498-32888

少量クロナゼパムの処方により RBD の改善を認めた．また，振戦，動作緩慢，筋強剛，姿勢保持困難などの臨床症状からパーキンソン病と診断し L-ドパによる治療も開始した．フォローアップの外来にて，早朝時のふらつき転倒の訴えがあった．これはクロナゼパムの影響ではないかと質問された．

【あなたの選択肢】
① クロナゼパムの減量あるいは中止．
② パーキンソン病の自然経過なので経過観察と説明．
③ L-ドパの内服時間を聴取する．

24 時間医学のための基礎知識 その3
ドパミンの 24 時間での変化を意識する．

　どんなケースであってもそうなのだが，ここで最も大切なのは病歴聴取である．つまりどのようなふらつき，転倒なのかを具体的に把握したい．頭のなかでは，クロナゼパムの副作用かということ，これはパーキンソン病の off 症状なのではないかということを考えている．L-ドパの服薬間隔は就眠中が最も長いため早朝には off になりやすいためだ．

　クロナゼパムなどのベンゾジアゼピン系は過鎮静，転倒などのリスクが知られており，その薬の処方歴と転倒との時系列などを聞きたいところだ．もし，内服歴と転倒との関連性が強くみられるのであれば，減量を検討するべきだろう．続いて，転倒のパターンを詳細に聞く．ここでパーキンソン病の off 症状，たとえばジストニア，すくみ足，筋強剛の増悪などが一緒にみられているかを聞きたいところだ．もし認められれば，パーキンソン病の off 症状として治療を行うべきだろう．理想的には，実際に自分の目で確かめることで，家族が早朝の歩行の様子をビデオカメラで撮影していれば非常に有用な情報になる．ジストニア姿勢はないか，歩幅は狭くなっていないか，一歩目の踏み出しはどうか，腕を振って歩いているか，あるいは振り方は遅くないか，歩いている間に手の振戦が出現し

てこないかなど多くの情報がビデオから得られるだろう．ジストニア姿勢とは，筋緊張の異常亢進によるもので，体幹の捻転，胸郭の傾斜，あごの捻転，肘の過伸展，手首の過屈曲，指の過伸展を伴う．下肢のジストニアでは足関節の外反あるいは内反を保持した姿勢を認め，歩行はしばしば下垂足のパターンに間違えられる．特に早朝 off period ジストニアは 1 年以上 L–ドパ治療を受けた患者のうち約 16％にみられたという報告もあり，実はよくみられる症状である[5]．

　具体的な治療としては，まずは，起床時に少量の L–ドパを処方することから始めることを日本神経内科学会のガイドラインでも勧めている．筆者は枕元に L–ドパを置くことを患者にアドバイスしている．ただし，これが効果を示すまでベッドで待てない場合などは，前日の夜に長時間作動系の L–ドパやドパミン受容体アゴニストを使用することもある．ただし，夜間の幻覚や悪夢，あるいは起床時の起立性低血圧の増悪などの副作用があり，しっかりと説明した上での開始としている．

章末ポイント ▶▶▶ ここが24時間医学

▶ 夜間のパーキンソン病の非運動症状に注意する．
▶ 診察室だけではわからない，家庭での症状を知るためには，患者家族の協力が役立つ．

● 参考文献
1) St Louis EK, Boeve BF. REM sleep behavior disorder: diagnosis, clinical implications, and future directions. Mayo Clin Proc. 2017; 92: 1723-36.
2) 下畑享良, 井上雄一, 平田幸一. Rapid eye movement (REM) 睡眠行動障害の診断, 告知, 治療. 臨床神経. 2017; 57: 63-70.
3) Stiasny-Kolster K, Mayer G, Schäfer S, et al. The REM sleep behavior disorder screening questionnaire--a new diagnostic instrument. Movement Disorders. 2007; 22: 2386-93.
4) 日本神経内科学会, 監修. パーキンソン病診療ガイドライン 2018. 医学書院; 2018.
5) Kidron D, Melamed E. Forms of dystonia in patients with Parkinson's disease. Neurology. 1987; 37: 1009-11.

（原田陽平）

CHAPTER 11

24 時間医学で考える不随意運動

不随意運動患者の1日の例

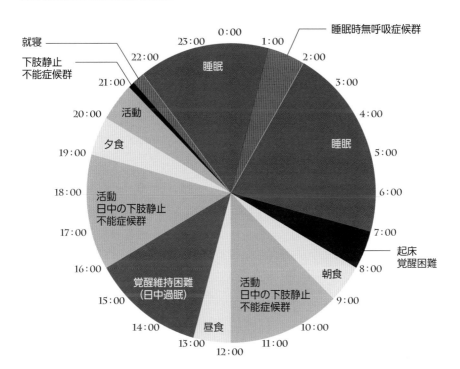

24時間医学の原則

24時間を意識することで，症状の概日リズムを知ることが原因の診断に
つながることがある．

30歳代の女性. クリック音に似た耳鳴りが続くということで受診. 一緒に受診した夫も時折クリック音が聞こえるが, 就寝中は収まるという. 彼女はわざと音を立てているわけではないという.

【あなたの選択肢】
① わざと音を出しているので, 止めるように諭す.
② 耳鼻科の受診を勧める.
③ 口腔内の診察を行う.

24時間医学のための基礎知識 その①
覚醒時と睡眠時に不随意運動がどう変化するのかを知る.

さて, 夜間に収まるクリック音に似た耳鳴りである. 鑑別として何が思いつくだろうか. 一度でもみたことがある読者はわかると思うが, ここで疑いたいのは軟口蓋ミオクローヌスである. 耳鼻科への受診を勧める前にぜひとも口腔内の観察をしたい. 軟口蓋ミオクローヌスとは, ミオクローヌスの一つで反復して起こる, 軟口蓋筋の収縮によるもので, 本症例のようにクリック音に似た耳鳴りが1秒あたり1〜2回続いて起こる. 音の出るメカニズムにはさまざまな説があるが, 軟口蓋筋の収縮によるエウスタキオ (Eustachio) 管の強制的な開放あるいは閉鎖による摩擦音, 甲状軟骨と舌骨の接触音などがあげられる. 近くにいる人からも音が聞こえることがある. 診断には口腔内の観察が有用で上口蓋弓の上下の律動性運動を認める. 一度みると忘れにくいと思うので, 教科書や文献などでぜひとも動画をみてほしい.

病態には, 本態性と何らかの原因疾患のある症候性の二つのタイプがあり, まずは症候性を疑った形での原因の検索が必要になる. 症候性は何らかの器質的疾患 (脳梗塞, 多発性硬化症など) が Guillain–Mollaret triangle (赤核, 下オリーブ核, 歯状核を結ぶ神経回路) を遮断する形で発生するため, 脳MRIでの検索が必要になる. また, 解剖学的には本態性では口蓋帆張筋の, 症候性は口蓋帆挙

JCOPY 498-32888

筋の収縮が認められるという違いがある [1].

さて，不随意運動が就眠中にどのように変化するかを知っておくことは適切な診断と検査を行う上で大切である．たとえば，本症例の軟口蓋ミオクローヌスの場合，夜間にもクリック音が続いていると訴えがあった場合，何を考えるだろうか？実は，本態性軟口蓋ミオクローヌスは夜間に消失する一方で，症候性軟口蓋ミオクローヌスは夜間にも持続するのである．そのため，器質的疾患が存在することがより強く疑われ，脳 MRI にて何らかの疾患をみつける可能性が高くなる．もし脳 MRI で何も疾患が認められない場合も，臨床的な所見から thin slice を追加する，あるいは再検査を行うなどの必要が出てくるだろう．

基本的に，私たちが日中によく診察する不随意運動は睡眠中は比較的よくなるということが知られている．たとえば，パーキンソン病であれば Non-REM 睡眠ステージ1から少しずつ振戦は収まり始め，ステージ3〜4と REM 睡眠の段階ではまったくみられなくなるか，あったとしても非常に小さな振戦だけになることが知られている．その他には，REM 睡眠と Non-REM 睡眠の転換期に小さな振幅の振戦がみられるのみであり，振戦は就眠中の 30% 程度の時間しかみられない．また，捻転性ジストニアも就眠中に症状が緩和される疾患の一つで，病期の初期段階では睡眠時にはみられず，その後寝覚め，寝入りばな，そして Non-REM 睡眠ステージ 1，2 の順番に就寝中にも症状がみられ始める．その一方で，就眠中も継続し続ける不随意運動は珍しく，たとえば，バリズムが知られている．これは，典型的には視床下核の疾患によって引き起こされる病態で，大きな振幅のゆっくりとした近位筋の収縮による不随意運動であり，脳血管障害によって引き起こされる形で読者たちもみたことがあるかもしれない．この大きな不随意運動は Non-REM 睡眠，REM 睡眠の両方において継続して認められる．では，本態性口蓋ミオクローヌスのほかに睡眠時に完全に消失する不随意運動には何があるのだろうか？正解は遅発性ジスキネジアである．表1 に不随意運動の夜間でのパターンをまとめたので参照してほしい．

表1 不随意運動の睡眠時の変化

睡眠時に軽減する不随意運動
● パーキンソン病の振戦 ● ハンチントン病の Chorea ● 眼瞼痙攣（blepharospasm） ● 捻転性ジストニア ● トゥレット（Tourette）症候群に伴うチック
睡眠時に覚醒時と同じ程度に継続する不随意運動
● バリズム ● ヘミバリズム ● 症候性軟口蓋ミオクローヌス
睡眠時に消失する不随意運動
● 本態性軟口蓋ミオクローヌス ● 遅発性ジスキネジア

(Silvestri RC. Sleep and movement disorders. 2nd ed. Oxford University Press; 2013. p.535-45 [2] より作成)

50歳代の女性．夫が彼女の足が寝ている間にぴくっと動くことが続いていることを心配して連れてきた．てんかんなのではないかと質問があった．

【あなたの選択肢】
① 寝ている間によく起こることなので，気にしなくてよいと安心させる．
② てんかんかもしれないので，脳波の検査を行う．
③ その他の夜間の症状について詳細な問診を行い，ポリソムノグラムを行う．

24時間医学のための基礎知識 その2
**夜間に発生する不随意運動には，
ビデオカメラでの撮影が有用である．**

　夜間の不随意運動の鑑別には，てんかんは当然含まれるだろう．特に，同じ就眠時間帯に同じ動き（stereotypic）のパターンがある場合はその可能性がある．

ただし，脳波検査は入院し24時間モニターをしない限り，日中の動きしかみられずこの病態解明には不十分になる可能性がある．ここで大切になるのは，病歴聴取である．もちろん夜間の症状自体については，情報収集に限界があるが，同伴した症状や内服薬の変化など周辺情報を集める必要がある．

さて，ここでカギとなるのは，この不随意運動は日中にはみられず就眠中だけにみられるという点である．夜間にみられる不随意運動について，睡眠関連疾患国際分類第3版から **表2** にまとめたので参照してほしい．

この患者の場合のように，就眠中に足がぴくっと動くという訴えを聞いたときに頭に浮かべたい鑑別の一つは，周期性四肢運動（PLMS）である．特徴的な動きは，三点屈曲反射のような形で足関節の背屈，膝関節の屈曲，股関節の屈曲が20〜40秒ほどの間隔で認められる．特徴的な動きであるため，就眠中の動きをビデオカメラで撮影してもらうのが診断の大きな助けになる．基本的には下肢に認められるが，上肢に認められることもある．ポリソムノグラムが診断には重要であり，Non-REM睡眠のステージ1やステージ2の睡眠中に0.5〜10秒ほどの四肢の動きを認め，REM睡眠中には認められない[3]．

重要なことが二つある．一つはこの症状・所見はこれ自体が睡眠を妨げたり，日中の活動を制限しないのであれば治療を必要とせず，PLMSの診断がつかないということである．そしてもう一つは，この症状・所見が下肢静止不能症候群（RLS）の患者の80〜88%でみられるということである[3]．そのため，RLSに関した問診は必ずしたいところである．URGEDと呼ばれる症状が重要になる．すなわち，以下の通りである．

Urge to move the legs, often accompanied by leg discomfort（足がむずむずして動かして痛いという不快感がある）

表2 睡眠関連運動異常症

- 下肢静止不能症候群（RLS）
- 周期性四肢運動障害（PLMD）
- 睡眠関連下肢こむらがえり
- 睡眠関連歯ぎしり
- 睡眠関連律動性運動障害
- 乳児期の良性睡眠時ミオクローヌス
- 入眠時固有脊髄ミオクローヌス
- 身体疾患による睡眠関連運動障害
- 薬物または物質による睡眠関連運動障害
- 特定不能な睡眠関連運動障害

(Sateia MJ. Chest. 2014; 146: 1387-94 [4] より作成)

Rest worsens the urge to move（動かないとさらに動かしたくなる不快感
が増す）

Getting up and moving improve the urge（立ち上がったり動いたりすると
不快感が減る）

Evening or night worsens symptoms（夕方や夜間に症状が悪化する）

Disorder that mimics RLS have been excluded（RLS に似た症状をきたす
疾患が除外されている．例：腰椎神経根症状，膝関節痛，末梢神経障害，
多発性硬化症，下肢血管障害，アカシジアなど）

　この RLS の診断にも，このような問診だけでなく，ビデオカメラでの撮影が
有用な情報になる．患者が寝入りばなに無意識のうちに，脚をこすり合わせてい
たり，片方の脚でもう一方の脚を押さえたりなどの動きがあると診断に近づく．
症状が悪化すると，日中にも出現するが，基本的には夕方から夜間に増悪する傾
向にあるため（ドパミン系の活動量は朝に増加し，夜に最小となる），夜の寝て
いる間の様子を知ることが診断に不可欠である．

　まさに，患者の 24 時間の動きを知ることが診断と治療につながるのである．
24 時間医学の意義をわかっていただけると幸いである．

章末ポイント▶▶▶ここが24時間医学

▶ 不随意運動の診断には日中と夜間のパターンを知るべし．

▶ 病歴聴取にはビデオカメラの利用も含めた，詳細な情報収集が要である．

● 参考文献

1) 坂田英明，加我君孝. Oculopalatal myoclonus 症例と Palatal myoclonus 症例の比較電気眼振図と聴性脳幹反応による検討. Equilibrium Res. 1994; 53: 495-502.

2) Silvestri RC. Chapter 39 persistence of daytime movement disorders during sleep. In: Chokroverty S, et al. editors. Sleep and movement disorders. 2nd ed. Oxford University Press; 2013. p.535-45.

3) Silber MH. Sleep-related movement disorders. Continuum (Minneapolis, Minn). 2013; 19: 170-84.

4) Sateia MJ. International classification of sleep disorders-3rd edition: highlights and modifications. Chest. 2014; 146: 1387-94.

（原田陽平）

JCOPY 498-32888

24 時間医学で考える末梢神経障害

末梢神経障害患者の1日の例

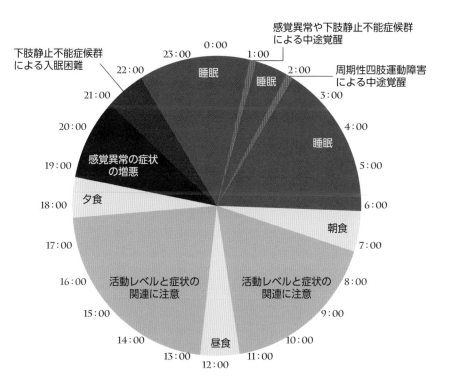

感覚異常や下肢静止不能症候群
による中途覚醒

周期性四肢運動障害
による中途覚醒

下肢静止不能症候群
による入眠困難

23:00　0:00　1:00　2:00　3:00　4:00　5:00

睡眠

睡眠

睡眠

22:00
21:00
20:00
19:00
18:00
17:00
16:00
15:00
14:00
13:00
12:00
11:00
10:00
9:00
8:00
7:00
6:00

感覚異常の症状
の増悪

夕食

朝食

活動レベルと症状の
関連に注意

活動レベルと症状の
関連に注意

昼食

24時間医学の原則

❶ 感覚異常がいったいいつ問題になるのか？ を考えるべし.

❷ 下肢静止不能症候群があるかもしれないと思って話を聞くべし.

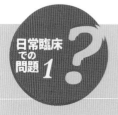

糖尿病の基礎疾患のある患者さんが手足のジリジリ，ビリビリした感覚があると訴えている.

【あなたの選択肢】
① もっと話を聞く.
② とりあえず何か処方する.
③ とりあえず末梢神経伝導検査をオーダーする.

24 時間医学のための基礎知識 その①
感覚異常がいったいいつ問題になるのか？ を考えるべし.

　神経内科のみならず，内科であれば避けて通ることのできない糖尿病性ニューロパチーによる症状であることは容易に想像がつくだろう．神経伝導検査をすれば診断を確認することはできるであろうが，それほど治療方針に大きな影響を与えるとも考えにくい．それならばというわけで対症療法を考えることになるわけだが，ここで一つの要素を考えてほしい．これらは神経障害性疼痛と言われるものなのだが，実はこの疼痛には概日リズムのパターンがある．

　図1 にあるように，糖尿病性ニューロパチーによる神経障害性疼痛には明確な概日リズムがあり，夜に症状が強くなる（もしくは強く感じる）傾向がある．ヘルペス感染による神経障害性疼痛にも同様の概日リズムが認められると報告されているが，糖尿病性ニューロパチーほど顕著ではない[1-3]．Gilron らは，さらに女性のほうが朝と夕の症状の差が大きいとも報告している[2]．

　では，治療をしてみるとどうなるだろうか？ 図2 のように神経障害性疼痛によく用いられるガバペンチンやノルトリプチリンで治療すると疼痛のレベルは改善するが，この概日リズムは依然として残ったままである（この際ガバペンチンは1日3回投与で，ノルトリプチリンは1日1回投与）．これらのデータから考えてほしいことは，

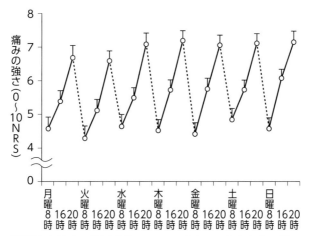

図1 未治療の糖尿病性ニューロパチーによる疼痛は概日リズムによる症状の強弱パターンがある

(Odrcich M, et al. Pain. 2006; 120: 207-12 [1]) より改変)

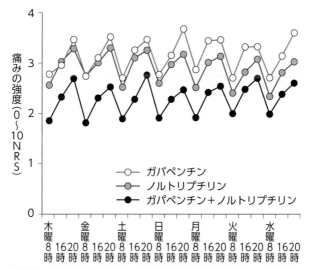

図2 神経障害性疼痛に対する治療効果の時刻による変化

(Gilron I, et al. Clin J Pain. 2013; 29: 755-9 [2]), Foley DJ, et al. Sleep. 1995; 18: 425-32 [4]) より改変)

① これらの疼痛をゼロにすることは難しい.

② 夜に増悪する疼痛に対応することを考慮する.

③ 疼痛コントロールのゴールを症状の強度が1日で変化するという前提で設
　　定する.

ということである. たとえば, 昼の疼痛治療のゴールが「日中の活動の妨げにな
らないレベル」であるのに対して夜間の疼痛治療のゴールは「睡眠（入眠）を妨
げないレベル」が求められる. 日中の活動中と異なり, 夜間の「何もしていない」
状態では必然的に疼痛へ意識が向いてしまうこともあり, 後者のレベルのほうが
治療の強度を必要とすることは想像に難くない. そして, 昼の疼痛レベルは対
症療法を必要としないレベルである可能性もある.「眠れてしまえば疼痛は感じ
ない」のだから夜間の症状に集中して病歴を聴取し, ガバペンチンやノルトリプ
チリンの副作用の眠気をうまく利用して投与のタイミングをよく考えて疼痛コン
トロールを目指してほしい.

日常臨床
での
問題**2**　多発ニューロパチーのある患者さんが「寝つきにく
い」と訴えている.

【あなたの選択肢】
① 「そりゃまあ, 睡眠薬でしょう」と睡眠薬を処方する.
② 気にしないように説得を試みる.
③ もう少し話を聞く.

24時間医学のための基礎知識 **その2**
下肢静止不能症候群があるかもしれない
と思って話を聞くべし.

　ニューロパチーによる入眠困難では神経障害性疼痛だけではなく下肢静止不能
症候群（RLS）の可能性も考えねばならない.
　他章でもたびたび登場するが（第8章 脊髄損傷も参照）, RLSはなかなか難
しい疾患概念だ. 何が難しいかと言うと患者の訴えのみに基づいて診断をつけな

くてはいけないところだ．すなわち，診断を直接下せる客観的なテストがないのだ．大切なことなのでもう一回言っておく．RLS は客観的なテストではなく自覚症状によって診断をつける．終夜睡眠ポリグラフ検査で周期性四肢運動（PLMS）がみられることもあるが，みられないこともあるので必ず施行する検査でもない．さらに指示不動検査（suggested immobilization test）というものもあるのだが，どちらかというと研究ベースで使用することが多く実際の臨床では使っていない．表1 の診断基準をみると，これはすべて患者からの病歴聴取に依存している．

　さて，昨今のメタアナリシスでは「末梢神経障害と RLS は関係がありそう」ということになっている[5]．末梢神経障害における罹患率の増加のオッズはどうしても患者の主観的な情報をもとに診断をつけるので，調査によって差が生じやすくなかなかはっきりとはわからない．しかし，どうやら末梢神経障害の症状のなかでも感覚神経障害と関係があるようだ．ここで注意しなければならないのは RLS の診断基準にある「四肢の異常感覚」がとりあえず末梢神経障害の患者には当てはまってしまうので，それ以外の要素が多少弱くともなんとなく肯定してしまうことがありうる．これは，臨床上は注意して症状の存在を聞かないと治療方針を誤ることになる．ただし，どうやら末梢神経障害と RLS は厳密に区別できないオーバーラップした病態と考えるのが無理がなさそうだ．なぜなら，RLS の病態が「四肢が静止している感覚」のずれが「気持ち悪くて」動かしたくなるわけなので，感覚神経障害がある RLS の症状が生じやすくなることは想像できる．とにかく，末梢神経障害の患者で不眠，特に入眠困難を訴えた場合には RLS を除外することは必須である．言わずもがなだが，RLS に伴う不眠とそのほかの原因に起因する不眠症では治療が根本的に異なるからだ．特に RLS にはドパ

表1 RLS の診断基準

A. 下肢を動かしたい衝動があり，下肢の不快で気持ちの悪い感覚を伴うことが多く，かつ以下の 3 つを伴う．
　1. 横になったり，座ったりといった休息や活動していないときに症状が出てくる，もしくは悪化する．
　2. 歩いたり，ストレッチしたりといった動きによって，少なくとも動かしている間は部分的，もしくは完全に症状がなくなる．
　3. 夕方から夜にかけてのみ起こるか，もしくはその時期に一番悪化する．
B. 上記の症状は，他の内科的または行動状態のみで説明できるものではない（例：こむらがえり，体位による不快感，筋肉痛，静脈うっ滞，下肢の浮腫，関節炎，下肢をたたく癖）．
C. RLS の症状により心配，気分の落ち込み，睡眠の問題（sleep disturbance）や精神的，身体的，社会的，仕事や学習，行動上の機能に問題が生じている．

(International Classification of Sleep Disorders. 3rd ed [6] より作成)

ミン作動薬が効く．この特徴はRLSが診断概念として確立するための一助になっている．逆に言えば，歴史上，感覚神経障害には効果がなさそうなドパミン作動薬が有効なので疾患概念として認められたという側面もある．では，感覚神経障害にRLSを合併している場合にどのような治療を選択すべきだろうか？ たとえば，ガバペンチンは感覚神経障害の治療にも用いるし，RLSにも効果がある．そのために感覚神経障害とRLSが合併している場合には使いやすい．ただし，両方に効くのでRLSがちゃんと合併しているのかはわかりにくくなってしまうことがあり，診断をキチンと考えておかねばならない．すなわち，① 感覚神経障害の対症療法をしているのか，② 感覚神経障害とRLSの両方に対して治療をしているのか，③ 感覚神経障害の症状はそれほどでもないのでRLSをメインに治療しているのか，を意識する必要がある．ちなみに，正式にはRLSではGabapentin Enacarbil という半減期が通常のガバペンチンよりも長い薬剤に処方適応があるのだが，安価なガバペンチン（適応外処方になる場合もあるので注意）を用いることも多いことを知っておくべきだろう．さらに，RLSの症状が強い場合や，体重増加の副作用などでガバペンチンが使いにくいような場合にはドパミン作動薬を使うこともある[7]．

章末ポイント ▷▷▷ ここが24時間医学

▶ 感覚神経障害の症状は概日リズムに沿って変動する．

▶ 概日リズムによる変動を考慮して処方計画を考えるべし．

▶ 下肢静止不能症候群と感覚神経障害はオーバーラップするが，治療の際には何を治療しているのか分類しながら治療するべし．

● 参考文献

1) Odrcich M, Bailey JM, Cahill CM, et al. Chronobiological characteristics of painful diabetic neuropathy and postherpetic neuralgia: diurnal pain variation and effects of analgesic therapy. Pain. 2006; 120: 207-12.
2) Gilron I, Bailey JM, Vandenkerkhof EG. Chronobiological characteristics of neuropathic pain: clinical predictors of diurnal pain rhythmicity. Clin J Pain. 2013; 29: 755-9.
3) Gilron I, Ghasemlou N. Chronobiology of chronic pain: focus on diurnal rhythmicity of neuropathic pain. Curr Opin Support Palliat Care. 2014; 8: 429-36.

4) Foley DJ, Monjan AA, Brown SL, et al. Sleep complaints among elderly persons: an epidemiologic study of three communities. Sleep. 1995; 18: 425-32.

5) Jiménez FJ, Alonso, Navarro H, et al. Association between restless legs syndrome and peripheral neuropathy: a systematic review and meta – analysis. Eur J Neurol. 2021; 28: 2423-42.

6) International classification of sleep disorders. 3rd ed. American Academy of Sleep Medicine; 2014.

7) Kalra S, Gupta A. Diabetic painful neuropathy and restless legs syndrome in diabetes. Springer; 2018.

（河合　真）

 Column　**対症療法を一段下げて考えていないか？**

　医学に携わっているからには，もちろん疾患を治癒させたいと思うのは当然だと思う．だが，脳神経内科や高齢者を対象とする科に勤務していると「治癒できない」疾患に遭遇することが多い．そこで，何をするかと言うと「対症療法」を行うのだ．対症療法は症状を緩和させる治療法なので，当然治療を目指す治療法とはゴールが変わってくる．ここで注意すべきことは治癒できないからと言って医師が治療への情熱を失うことはあってはならない．もちろん，ゴールが曖昧になりがちで，患者の満足度も高くなく，ともすれば薬剤を増量していくことで薬剤耐性という難しい問題に直面することになることも多い．しかし，患者にとっては疾患を抱えていても日常生活を通常に送れるようになったり，勤務を続けたりすることが可能になることもある対症療法の意義は大きい．

　すなわち，対症療法においては，① 治療のゴール設定，② 実現可能性，③ 妥協点の設定，が必要になってくる．これらを患者と話し合って決めていく作業を怠ってパターナリズムで推し進めようとすると必ず壁にぶち当たることになる．

　上記のような感覚神経障害による症状の原因となる疾患を治癒させることはなかなか難しいことが多く，患者が訴える感覚異常に対して対症療法を行うことになる．こんなとき，疾患とともに生きる患者に寄り添って一緒に治療する姿勢を示すことで診療がスムーズにいくことが多い．そして，患者は医師の対症療法に対する消極的な態度を敏感に察知する．ぜひとも先入観を持たずに対症療法に当たっていただきたい．

あとがき

ここに告白しよう.

大変失礼なことなのだが,共著者であり,執筆の企画者である河合 真先生とは私はまだ一度もお会いしたことがない.臨床留学の先輩であり,神経内科の先輩でもあり,キャリアの相談など事あるごとに頼りにさせて頂いている尊敬する先生であるが,何とまだ実物に出会ったことがない.以前,学会で共同発表をさせて頂いたときも,コロナ禍でリモートであった(しかもそれがが初めてお顔を見て声を聴いたときであった).いつかご挨拶にと常々思っているが,私がアメリカ東海岸のデューク大学,河合先生が西海岸のスタンフォード大学であり,今後もお会いすることができるのだろうかとさえ思う.

それでもこのような本を2人で書き上げることができたのは,要するに2人ともマニアだからなのだろう.そう,そこでは物理的距離などは問題とならないのだ.お互いに共鳴し合い,とにかく自分の好きなものを語り,世の中に届けたいという思いで書き紡いだのだ.読んで感じてもらえただろうか,ここには河合先生の睡眠医学への愛が,私の神経内科への愛が詰まっている.

河合先生からこの企画について聞いたときの興奮を今も覚えている.24時間医学という切り口で神経内科を語り直すという発想から,伝えたい内容,自分の中で整理し学び直したい内容が次から次へと浮かんできて一気に書き始めた.自分の専門としている神経筋疾患だけでなく,パーキンソン病,不随意運動,てんかん,脳梗塞,私たちが語るべき色々な疾患が頭に浮かんできた.私たちの体は休んでいても,脳は寝ていないのだ.脊髄も,末梢神経も,神経筋接合部も,筋も寝ていないのだ.24時間常にあなたの活動を支え,逆に苦しめもする.その事実を伝えなければという思いであふれたのだった.

この本は医学生や初期・後期研修医のためにも書かれている.皆さんにとっては,24時間医学という切り口が新鮮に見えたのではないだろうか? 実は,これは決して新しいものではなく,むしろ,普段の臨床で行われていることで,神経内科では睡眠時の状況を把握するのは作法の一つと言っても過言ではない.ただし,これを定義し直したところにこの企画の面白さがあると思う.そして,そこには神経内科の醍醐味が詰まっているし,君たちを成長させる学びがある.私は今でも研修医のときに,患者さんの睡眠中のビデオに指導医と目を凝らしなが

ら，細かく動く足を見て，これはけいれんなのか，movement disorder なのか
を熱く議論した日々を覚えているし，ALS の患者さんに必ず早朝時の頭痛を聞
く上級医から，睡眠時無呼吸症候群のスクリーニングの重要性について指導を受
けた日々も覚えている．この本に出てくるケースのほとんどは実体験に基づいて
書かれており，それは皆さんにも私の経験した学ぶことの喜びを追体験して欲し
いと思ったからである．

　この本が，睡眠医学，神経内科の面白さを伝えるだけでなく，皆さんの明日か
らの実臨床に役立ち，1 人でも多くの患者さんの救いになることを心から願って
いる．その上で，楽しく読んでくださって，まして，神経内科が面白いと感じて
くれたなら，目論見通りとしか言いようがない．この本があなたの神経内科への
第一歩となればこれ以上ない喜びである．

　最後に，共著者である河合 真先生，私のつたない文章を辛抱強く編集してく
ださった中外医学社企画部 桂 彰吾様　編集部 桑山亜也様，そして常に私の活
動を支え，応援してくれる妻，息子たち，両親に感謝を伝えたい．

　　　　2022 年 4 月

　　　　　　　　　　　　　　　　　　　　　　　　　　　　　　原田陽平

索 引

略 歴

河合　真（かわい　まこと）

1997 年	京都大学医学部卒業（医学博士），京都大学医学部付属病院 神経内科および内科研修医
1998 年	住友病院神経内科研修医
2000 年	米国ニューヨーク州ニューヨーク市セントルークス–ルーズベルト病院内科レジデント
2002 年	米国テキサス州ヒューストン市ベイラー医科大学神経内科レジデント
2005 年	米国テキサス州ヒューストン市ベイラー医科大学神経生理学科クリニカルフェロー
2006 年	トヨタ記念病院統合診療科医長
2009 年	米国テキサス州ヒューストン市メソジスト病院神経内科神経生理部門指導医・コーネル大学アシスタントプロフェッサー
2013 年	スタンフォード大学　睡眠医学クリニカルフェロー，リサーチフェロー，クリニカルインストラクター，インストラクター，アシスタントプロフェッサーを経て
2020 年	スタンフォード大学　精神医学科　睡眠医学部門アソシエイトプロフェッサー

（専門医・所属学会など）

米国神経内科専門医，米国認定睡眠検査技師，日本内科学会認定医，米国睡眠専門医，米国神経生理専門医，米国神経生理学会中枢神経生理専門医（てんかんモニタリング），米国てんかん専門医

日本神経学会，日本老年学会，日本内科学会，米国神経内科学会，米国てんかん学会，米国臨床神経生理学会，日本睡眠学会，日本臨床睡眠医学会，米国睡眠学会

（日本語著作など）

河合　真．極論で語る神経内科第二版．丸善出版；2020
河合　真．極論で語る睡眠医学．丸善出版；2016
河合　真，立花直子．睡眠がみえる．金芳堂；2019

（研究テーマ）

世代を跨いだ睡眠の認知機能への影響

原田陽平（はらだ　ようへい）

2011 年　名古屋大学医学部卒業（医学博士）
2011 年　愛知県安城更生病院　初期研修
2012 年　米国ミネソタ州ロチェスター市メイヨークリニック　クリニカルリサーチト
　　　　レーニング
2014 年　愛知県安城更生病院　神経内科後期研修
2015 年　米国ニューヨーク州ロチェスター市ロチェスター大学　末梢神経疾患クリニ
　　　　カルフェローシップ
2016 年　米国アーカンソー州リトルロック市アーカンソー大学　神経内科レジデンシー
2020 年　米国ノースカロライナ州ダーラム市デューク大学　神経筋疾患クリニカルフェ
　　　　ローシップ
2021 年　米国ノースカロライナ州モリスビル市 Duke/UCB/UNC Drug Development
　　　　フェローシップ
2022 年　米国ノースカロライナ州ダーラム市デューク大学　神経内科アテンディング

（専門医・所属学会など）
米国神経内科専門医
日本神経学会，日本内科学会，米国神経内科学会，米国神経筋疾患電気生理学会

（研究テーマ）
神経筋疾患の治療法と Outcome evaluation の構築

24時間医学で考える脳神経内科
～患者の1日を通して診る～　　　　　　　ⓒ

発　行	2022年6月30日　1版1刷

著　者　河　合　　　真
　　　　原　田　陽　平

発行者　株式会社　中外医学社
　　　　代表取締役　青　木　　　滋
　　　　〒162-0805　東京都新宿区矢来町62
　　　　電　話　　(03) 3268-2701 (代)
　　　　振替口座　00190-1-98814番

印刷・製本 / 三和印刷(株)　　　　　＜SK・AK＞
ISBN978-4-498-32888-4　　　　Printed in Japan